갑상선암 왜 이걸 몰랐을까?

갑상선암 왜 이걸 몰랐을까?

초판 발행_ 2022년 09월 15일

저 자_ 윤 태 호
출판사_ 도서출판 행복나무
주 소_ 경기도 용인시 기흥구 사은로 126번길 33
전 화_ 070-4231-6847
팩 스_ 031-285-6847
메 일_ happytree_ok@naver.com

ISBN 979-11-87089-10-0 13510 (종이책)
ISBN 979-11-87089-11-7 15510 (전자책)

갑상선암 왜 이걸 몰랐을까?

행복
나무

목차

우리나라에서 매년 43,000여 명의 갑상선암 환자가 발생한다. 30년 전보다 30배나 더 증가한 수치이다. 인구 10만 명당 환자 수가 주요 선진국인 영국과 일본보다 10배 이상 많다. 이처럼 전 세계적으로 유례를 찾아볼 수 없을 만큼 환자 수가 급증한 주요 이유는 과잉 진단 말고는 달리 설명할 수 없다. 같은 기간 우리나라에서 원자로가 폭파되거나 방사능이 유출되는 등 뚜렷한 암 발병 요인이 없었기 때문이다.

갑상선암 환자의 90% 이상은 무증상이다. 그들은 갑상선에 암이 발병했을 뿐 일상생활에 어떠한 불편함도 없다. 갑상선암은 증식이 매우 느릴 뿐만 아니라 다른 장기에 전이하지도 않는다. 이러한 이유에서 주요 의료 선진국에서는 증상이 없는 경우 수술을 하지 않는다. 그러나 우리나라의 경우는 전체 환자의 대부분인 97%가 수술을 받고 있다.

환자들은 갑상선을 잃더라도 생명만은 건져야 한다는 판단하에 주저 없이 수술을 택한다. 그러나 수술을 받을 경우 되돌릴 수 없는 심각한 상황에 부닥친다. 삶의 질이 처참하게 바뀌는 것이다.

2014년 갑상선암 과잉 진단 논란 후 15,000여 명의 갑상선암 환자가 수술을 거부했다. 수술을 거부한 15,000여 명 중 단 한 명도 사망하지 않았다. 그렇게 많은 환자가 수술을 받지 않았지만 특별한 문제가 되지도 않았다.

그렇다면 같은 기간 동안 수술을 받은 28,000명의 갑상선암 환자들은 어떻게 되었을까? 그들은 평생 약 없이는 정상적인 생활 자체가 불가능하다. 약을 먹더라도 갑상선 항진증 위험에 노출된 채 살아야 한다. 통계상 수술을 받든 받지 않던 모두 5년을 생존하지만, 수술을 받을 경우 수술받지 않은 환자에 비하여 비교할 수 없을 정도로 삶의 질이 떨어진다. 수술을 받을 하등의 이유가 없다는 얘기다. 의학계는 이 사실을 애써 외면한 채 다시 갑상선암 과잉 진단 논란 이전과 같이 대다수 갑상선암을 수술하고 있다.

의사들은 암이 다른 장기에 전이할 수 있다고 항변하겠지만, 갑상선암을 비롯한 모든 암은 다른 장기로 전이하지 않는다. 암은 어느 장기에서든 발병할 이유가 있을 때만 발병할 뿐이다. 역설적으로 갑상선을 제거한다고 해서 다른 장기에서 암이 발병하지 않는 것도 아니다.

암이라는 이유만으로 수술을 받아야 한다는 고정관념을 깨면 갑상선암 확진을 받더라도 수술받지 않고 건강하게 살 수 있다. 이는 필자의 일방적 주장이 아니다. 수많은 사례가 있으며 그 이유도 설명할 수 있다. 이 책에서 제시하는 논리를 본인의 것으로 만들어 소중한 장기를 지키고 건강한 삶을 살기를 기원드린다.

책을 집필하는 매순간마다 지혜를 주신 하나님께 모든 감사와 영광을 돌리며….

2022년 09월

저자 윤태호

제1부. 갑상선암의 진실

●

●

●

갑상선암 환자의 97%가 수술을 받는다. 그리고 평생 약을 먹어야 생존할 수 있다. 그러나 갑상선암은 수술받지 않고도 대부분 장기를 지키고 건강하게 살 수 있다. 반드시 삶의 질을 비교해 보고 수술 여부를 결정해야 한다.

갑상선암 통계의 진실

◈ 국내 갑상선암 환자는 2022년 현재 40여만 명으로 전체 암 환자의 약 22%에 달한다. 매년 4만여 명이 검진되고 있는데 이는 30년 전보다 30배 이상 더 증가한 수치다. 인구 10만 명당 영국의 17.5배, 일본의 10배나 많이 확진된다. 우리나라에서만 환자 수가 급증한 이유는 무엇일까? 과잉 진단 말고는 달리 설명할 방법이 없다. 우리나라에서는 체르노빌이나 후쿠시마 원전 폭발 사고와 같은 방사능이 유출될 특별한 이유가 없었기 때문이다.

갑상선암 과잉 진단 이유는 무엇일까? 그것은 다름 아닌 갑상선암 5년 생존율이 100.4%(건강한 사람과 비교한 상대 생존율. 이후 생존율로 표기함)에 이른다는 통계가 영향을 준 것으로 보인다. 발견만 하면 생존할 수 있다는 기대감에 적극적으로 검진하는 것이다. '암을 조기에 발견하여 수술받는 것이 바람직하지 않은가?' 라고 반문하는 독자도 있을 것이다. 그리고 '의사들이 과연 환자들에게 해로운 줄 알면서 갑상선을 제거하겠느냐. 그것이 최선이기 때문에 수술을 하는 것이 아니겠느냐?' 라고 생각할 것이다. 일반적인 개념에서는 맞는 말이다. 필자도 한때 그렇게 생각했었고 지금도 그렇게 믿고 싶다. 그러나 필자가 수집하고 분석한 데이터를 보면 생각이 달라질 것이다.

2021년 현재 우리나라 갑상선암 환자는 40만여 명이며 그중 97%인 388,000명이 수술을 받았고 약 12,000명은 수술받지 않았다. 2012~2016년 갑상선암 5년 생존율은 100.4%로 발표되었다. 이는 수술받은 환자와 수술받지 않은 환자 모두에 대한 통계이므로 갑상선암으로 수술받은 388,000명은 물론 수술받지 않은 12,000명 역시 모두 5년을 생존했다는 것이다.

만약 수술받은 388,000명도 수술을 받지 않았다면 그 결과가 어떻게 되었을까? 필자는 그들 역시 대부분 별문제가 되지 않았을 것이라고 본다. 이것은 단순히 과거 지난 사실에 대한 추론이 아니다. 따라서 갑상선암 수술을 앞둔 환자나 향후 갑상선암 환자가 수술 여부를 결정하는 데 매우 중요한 의미가 있을 것이다.

통계적 접근을 통한 추론을 위해 2014년 갑상선암 과잉 수술 논란 시기의 자료를 확인해 보도록 하자. 2014년 갑상선암 과잉 진단 논란 직전인 2013년 2/4분기~2014년 1/4분기에 갑상선암 수술 건수는 43,000여 건이었다. 그러나 과잉 진단 논란 직후인 2014년 2/4분기~2015년 1/4분기에는 갑상선암 수술 건수가 약 28,000건으로 15,000여 명(35%) 감소했다. (출처 NEJM 2015.373.2389~2390)

이는 과거에 수술을 거부했던 비율이 3%인 것과 비교하면 12.5 배 증가한 것이다. 그 결과는 어떠했을까? 수술을 거부한 15,000여 명에게서 어떠한 일도 일어나지 않았다. 전체 갑상선암 환자의 생존율이 100.4%라는 사실이 이를 증명한다. 수술받은 환자 28,000명 대다수가 불필요한 수술을 받았다는 추론이 가능하다.

이상은 갑상선암 환자의 생존율을 100.4%라고 통계를 제시한 의학계의 발표를 그대로 인용하여 해석한 것이다.

조작된 갑상선암 생존율

◈ 우리나라 갑상선암 5년 생존율이 100.4%라고 한다. 암이라는 이유로 멀쩡한 갑상선도 제거하면 더 오래 생존할 수 있다는 매우 특이한 통계다. 이 자료를 보고 '뭔가 좀 이상하다. 100.4%라는 생존율이 어떻게 가능할까?' 라는 의문을 갖는 독자도 있을 것이다. 의학계가 갑상선암 환자의 생존율을 계산할 때 갑상선암 환자 중 몇 퍼센트가 5년 생존했는가를 계산하는 것이 아니고 갑상선암 환자와 건강한 사람의 생존율을 비교한 것이라고 설명한다. 이렇게 비상식적인 방법으로 통계를 작성하므로 실제 갑상선암 환자 중 몇 퍼센트가 5년을 생존하는지 알 수 없다.

국가가 제시한 통계에 대하여 반박할 실체적 증거가 없는 상태에서 통계를 부인할 방법은 없다. 그러나 가짜는 반드시 허점이 드러나게 마련이다. 필자가 갑상선암 환자의 5년 생존율이 실제 몇 퍼센트인지 정확히 제시할 수는 없다. 그것은 의료 당국만 알고 있을 뿐이다. 다만 100.4%라는 것은 진실한 통계가 아니라는 사실만은 분명하게 증명할 수 있다. 갑상선암 생존율이 100.4%라고 주장하는 의학계의 자료를 근거로 그 허구성을 입증해 보겠다.

**▶ 통계 조작의 증거

건국대 영양 팀에서는 갑상선 수질암이 전체 갑상선암의 5%이며 5년 사망률이 30%(5년 생존율 65~75%)라고 밝혔다. 이를 전체 갑상선암 환자 수에 환산하여 계산하면 수질암만으로도 전체 갑상선암 환자의 5년 생존율은 98.5%를 넘을 수 없다.

또 전체 갑상선암 환자의 1%에 해당하는 역형성 암은 대부분 진단 후 6개월 내에 사망한다. 역분화암만으로도 전체 갑상선암 생존율은 99% 이상 나올 수 없다. 수질암과 역분화암으로 사망하는 환자만으로도 전체 갑상선암 환자의 5년 생존율은 97.5%를 넘을 수 없다. 갑상선암 5년 생존율 100.4%는 전혀 근거가 없다.

갑상선암 생존율이 100.4%라는 주장이 허구라는 사실은 다른 통계를 통해서도 증명할 수 있다. 갑상선암학회에서 제시하는 통계에 따르면 갑상선암 환자의 10%는 폐·간·골수 등 다른 장기에도 암이 전이한 상태라고 말한다. (발표기관마다 조금씩 다름) 이를 근거로 갑상선암 환자의 5년 생존율을 계산해 보자. 우리나라 폐·간·골수암의 경우 5년 내 90% 내외가 사망한다. 이를 근거로 하면 전체 갑상선암 환자의 9%(전체 갑상선암 환자 10%의 90%=전체 갑상선암의 9%)가 5년 내 사망한다는 계산이 나온다. 갑상선암 환자 중 다른 장기에 암이 전이하지 않은 90%가 모두 5년을 생존한다고 해도 갑상선암 5년 생존율은 91% 이상 나올 수 없다.

이처럼 부분적으로 제시하는 갑상선암 학회의 자료를 근거해도 갑상선암 5년 생존율이 100.4%라는 통계는 사실이라고 볼 수 없다. 한 가지 추론은, 갑상선을 제거한 이후 다른 장기에서 암이 발병하여 사망한 환자를 갑상선암 사망자로 분류하지 않았을 가능성이 있다. 갑상선을 제거하면 갑상선에서는 암이 재발할 수 없다. 재발하더라도 갑상선이 아닌 다른 장기에서 암이 발병한다는 얘기다. 다른 장기에서 암이 재발한 후 사망할 경우 갑상선암 사망자로 분류하지 않고 다른 장기의 암 사망자로 분류하면 생존율이 100%가 나올 수 있다. 그러나 그러한 방법은 통계를 왜곡한 것이다. 다른 암에서도 이와 같은 방법으로 통계를 만들 경우 전체 암 생존율에 큰 왜곡이 발생한다.

갑상선암 수술 후 다른 장기에서 암이 재발하여 사망할 경우 갑상선암 사망자로 분류하는 것이 타당하다. 백 보 양보하여 다른 암 사망자로 분류하는 것을 용인한다고 해도 갑상선암 생존율은 절대 91% 혹은 98.5% 이상 나올 수 없다. 결론적으로 갑상선암 5년 생존율 100.4%라는 통계는 진실한 것이 아닌 것만은 분명하다.

여기서 생존기간이 평균 6개월 내외인 초기(0~1기) 역분화암을 4기로 분류하는 이유 또한 석연치 않다. 초기의 갑상선암 사망률을

30%라고 밝히는 것은 몹시 불편할 것이기 때문이다. 한편 4기로 분류하면 6개월 내 사망하더라도 병원을 원망하지 않을 것이다. 이 두 가지 목적을 가지고 1기를 4기로 분류한 것으로 볼 수밖에 없다. 이상과 같은 방법으로 갑상선암 생존율이 100.4%라는 어이없는 통계가 나온 것으로 본다.

갑상선암 수술 후 호르몬제를 복용하면 건강한 사람보다 수명이 길 수 없다. 신이 창조한 장기 이상으로 생리에 맞게 작동할 수 있는 약은 없기 때문이다. 갑상선암 수술 후 호르몬제를 복용할 경우 심장이상, 입안 마름증, 만성피로, 체중 감소, 혈압 상승, 빠른 맥박, 생리불순 및 불임, 숨이 차는 증세 등이 나타난다. 이는 모든 장기가 정상적으로 기능을 하지 못하고 있음을 의미한다. 신진대사를 주관하는 갑상선을 제거한 결과다.

인위적인 호르몬제가 우리 몸에서 자연스럽게 분비되는 호르몬보다 더 인체에 친화적일까? 그 답은 독자들의 판단에 맡긴다.

갑상선암 수술 여부에 따른 삶의 질

◈ 대다수 암 환자들은 생존율만 보고 수술 여부를 결정한다. 그래서 암 확진을 받은 후 가장 먼저 '제가 갑상선암인데 수술받으면 몇 년을 생존할까요? 생존확률이 몇 퍼센트인가요?' 라고 질문을 한다. 생존율(혹은 생존할 수 있는 기간)은 대단히 중요하다. 그러나 갑상선암 환자들이 반드시 고려해야 할 것이 있다. 그것은 수술 여부에 따른 삶의 질이다. 삶의 질이 현격히 떨어지면 '사는 것이 사는 게 아닌 것' 이기 때문이다.

수술 여부에 따른 삶의 질을 논리적으로 이해하기 위해 갑상선암이 갑상선 기능에 어떤 영향을 미치는지 알아보자.

▶ 갑상선암이 갑상선 기능에 미치는 영향

갑상선암이 발병하면 갑상선 기능이 떨어진다. 갑상선암의 진행 정도에 따라 갑상선 기능에 어느 정도 영향을 미치는지 알아보자.

갑상선암 환자의 90% 이상은 발견할 당시 암세포 크기가 1g 미만이다. 갑상선의 크기가 약 25g 내외인 점을 감안하면 갑상선 조직의 4% 정도가 암이다. 단순 비교는 어렵지만, 이 정도 크기의 암은 건강한 사람과 비교했을 때 갑상선 기능이 최대 4% 정도 떨어졌다고 볼 수 있다. 갑상선 기능이 4% 내외 떨어진 경우 과연 생리 활동에 문제가 될까? 이에 대한 답을 얻기 위해 인체 장기의 기능에 대하여 알아보자.

노약자가 아니라면 장기의 기능은 대부분 일상에서 필요한 것보다 최소 200% 이상 여력을 가지고 있다. 심장은 평소 120mmHg 내외의 혈압만큼 힘을 가하지만, 운동이나 성관계 혹은 스트레스를 받는 경우 등 더 많은 혈액을 보내야 할 상황이 발생하면 250mmHg 이상 혈압을 높일 수 있다. 심장은 평소에 필요한 힘의 200% 이상 여력을 갖고 있다는 얘기다.

신장 두 개 중 하나가 없어도 생활하는 데 큰 지장이 없다. 간을 비롯한 다른 장기도 마찬가지다. 위장이나 소장, 대장의 일부를 제거해도 큰 문제 없이 살 수 있다. 심지어 담낭을 모두 제거해도 다른 소화기 장기의 도움으로 생존할 수 있다.

이러한 인체의 특성을 고려하면 갑상선암으로 인해 기능이 4% 정도 혹은 그보다 조금 더 떨어져도 대사에는 거의 문제가 되지 않는다는 얘기다. 대다수 갑상선암 환자들이 증상을 느끼지 않고 건강하게 생활할 수 있는 이유도 그 때문이다.

그렇다면 수술 여부에 따른 삶의 질 차이와 그 이유를 알아보자.

** ▶ 수술받은 환자의 삶의 질

대다수 갑상선암 환자가 전절제 수술을 받게 되므로 전절제 수술을 받을 경우를 가지고 판단해 보자. 갑상선 전절제 수술을 받을 경우 몸의 신진대사를 조절하는 기능을 완전히 상실한다. 그들은 평생 갑상선 호르몬제를 복용해야만 생활할 수 있을 뿐만 아니라 약을 먹더라도 갑상선 항진증에 상시 노출된 채로 살아야 한다.

갑상선 항진증에 노출되면 알레르기, 천식, 입속과 목구멍 부어오름, 피부발진, 심장병, 더위에 취약함, 불면증, 정서불안, 체중감소, 피로, 긴장과 흥분, 숨이 차는 증세, 과도한 땀, 혈압상승, 생리장애, 불임, 빠른 맥박 등 여러 부작용이 나타난다.

이러한 부작용은 호르몬제 복용으로 인해 갑상선 호르몬의 양이 이상적으로 조절되지 않기 때문에 나타난다.

실제로 수술받은 환자들의 삶의 질은 어떨까? KBS 추적 60분에 출연한 박지O(가명) 씨는 2012년 초 정기 검진을 받았다. 그녀는 의사의 권유로 별다른 생각 없이 갑상선암 검진을 받았다. 갑상선 부위를 만져본 의사는 "암인 것 같다."며 수술을 받으라고 했다. 그녀는 의사의 권유대로 수술을 받았다. 아무런 자각 증상이 없었는데도 말이다.

이후 그녀의 인생은 180° 바뀌고 말았다. 이전에는 가족과 여행하고 봉사활동과 운동도 하고 행복하게 살았다. 그러나 갑상선 수술을 받은 후 정상적인 생활이 거의 불가능하게 되었다. 그녀는 수술을 받은 지 3년이 지난 방송 당시에도 갑상선 제거로 인해 호르몬제 외에 칼슘제, 비타민제 등 많은 약을 먹으면서도 갑상선 항진증을 겪고 있다.

기력이 떨어져 외부 활동은 말할 것 없고 집안 살림도 제대로 할 수 없게 되었다. 많은 약을 정해진 시간에 복용하면서도 일상생활이 거의 불가능하게 되었다고 한다. 바깥에는 나가지도 못하고 집안에서도 햇빛마저 보기 싫어 커튼을 쳐 놓고 우울증과 함께 눈물의 나날을 보내고 있다.

그녀는 "만약 내가 갑상선 수술을 받지 않았더라면 조금 짧게 살더라도 매일 봉사활동을 하면서 즐겁게 살 수 있었을 텐데, 수술을 받은 것이 몹시 후회가 된다. 이렇게 좀 더 길게 사느니 차라리 70세 정도 짧게 살다가 죽는 것이 낫지, 평생 약 먹으면서 80, 90을 살아본들 무슨 의미가 있겠느냐."고 말했다. 갑상선을 제거한 후 되돌릴 수 없는 고통스러운 날을 보내고 있다.

같은 방송 출연자인 권경O(70, 여) 씨는 병원 정기 건강검진을 받다가 "갑상선 검사를 받아 본 적이 있느냐?"는 담당 간호사의 질문에 "없다."고 했더니 "그럼 한 번 받아보시죠."라는 말을 듣고 가벼운 마음으로 검사를 받았다.

검사 결과 0.4mm와 0.5mm의 갑상선암이 발견되어 즉시 갑상선 전절제 수술을 받았다. 수술 후 목이 붓고 기도가 막혀서 숨을 제대로 쉴 수조차 없게 되었다. 수술을 받은 지 6개월이 지난 방송 당시까지도 목을 드러내고 다닐 수 없을 정도로 커다란 수술 자국이 남아 있었다. 어떠한 증상도 없이 건강했던 그녀에게 담당간호사가 "갑상선암 검진을 받아보라."고 권유만 하지 않았더도 그런 엄청난 불행은 다가오지 않았을 것이다.

최경O(58.여) 씨, 건강검진 과정에서 "조금 피곤하다."고 말하니까 "여자가 피곤하면 갑상선암 말고 뭐가 있겠나, 초음파 한번 해보자."는 간호사의 말에 검사한 결과 갑상선암 진단을 받게 되었다. 그녀는 곧바로 갑상선암 수술을 받았지만 수술 이후부터 정상적인 삶을 살 수 없게 되었다. 수술 전에는 조금 피곤한 정도였으나 수술 후에는 약을 먹어도 정상적인 생활이 불가능했다. 그녀는 육체적 정신적 고통을 받으며 살아가고 있다.

유희O(30.여) 씨, 유방암 검진을 받으러 갔다가 "서비스로 갑상선암을 검진해 주겠다."는 간호사의 말에 아무 생각 없이 검사를 받았다. 검사 결과 갑상선암이 확진되어 곧바로 수술을 받았다. 그 후 평생 약 없이는 일상생활을 할 수 없는 안타까운 삶을 살고 있다.

같은 방송에 출연한 박성O(당시 60세, 여) 씨는 갑상선암 수술 과정에서 성대를 잘못 건드려 대화가 거의 불가능할 정도가 되었다. 병원에서는 3개월 혹은 6개월이 지나면 목소리가 나올 것이라고 했지만, 1년 6개월이 지난 방송 당시까지도 상대방이 알아듣지 못할 정도로 목소리가 잠긴 상태로 살아가고 있다.

**▶ 수술을 거부한 환자의 삶의 질

갑상선암 환자의 90% 이상은 무증상이다. 그들은 갑상선에 암이 있지만 대부분은 큰 불편 없이 살아갈 수 있다.

사례를 들어보자.

KBS 추적 60분에 출연한 서울대 식품영양학과 윤지O 교수(여, 당시 44세)는 병원 검진 결과 0.5cm 갑상선암 진단을 받았다. 그녀는 의사로부터 "암입니다, 수술을 받아야 합니다."라는 말을 들었다. 그 말을 듣고 "제가 꼭 수술을 받아야 하나요?"라고 물었다. 그러자 의사는 "당연하죠, 암이니까요."라는 답을 들었단다. 모름지기 이는 거의 모든 의사들의 답일 것이다.

아무 증상도 없는데 단지 암이라는 이유만으로 수술받으라는 국내 병원을 신뢰할 수 없게 된 그녀는 일본으로 건너가 치료 계획을 세웠다. 병원의 권고를 따라 일본 병원을 왕래하며 경과를 관찰했다. 6년 동안 지켜본바 암세포는 조금도 변하지 않았다.

그녀는 지금도 이전처럼 대학에서 학생들을 지도하며 아주 건강하게 생활하고 있다. 그녀가 만약 의사의 권고대로 수술을 받았다면 어떻게 되었을까? 앞서 소개했던 수술 받은 환자들과 유사한 상황에 직면했을 것이다.

또 다른 출연자인 김미O(여, 당시 51세) 씨, 그녀는 2009년 갑상선암 진단을 받았다. 병원에서는 "당장 수술을 받지 않으면 큰일 난다."고 했지만 "갑상선을 잃고 평생 약으로 사느니 그냥 이대로 살다가 죽는 게 낫겠다."며 수술을 거부했다.

그 후 5년이 지난 2014년 6월(방송 당시)까지도 갑상선암은 조금도 커지지 않았고 어떠한 불편함도 없단다. 방송 인터뷰 당시까지도 병원에서 정기 검진을 받고 있지만 의사는 더는 수술을 권하지도 않고 아무 문제가 없다고 말한다는 것이다. 그녀 역시 의사의 권고대로 수술을 받았다면 정상적인 생활이 불가능한 상황에 직면했을 것이다.

당시 방송에 출연한 10여 명 모두 증상이 있어서 검진받은 것이 아니다. 대부분 정기 검진을 받던 중 병원의 권유에 따른 결과였다. 그들이 만약 검진을 받지 않았더라면 대부분 몸에 암이 있는지조차 모른 채 건강하게 살았을 것이다.

그들은 수술 후 곧바로 몰아닥친 뜻하지 않은 현실에 망연자실해 하고 있었다.

매년 발견되는 40,000여 명의 갑상선암 환자 중 수술을 받은 대다수 환자도 위 사례들과 같은 상황에서 암을 발견하였고 그들의 삶 또한 사례들과 유사할 것이라고 추론하는 것은 그리 어려운 일이 아닐 것이다.

그리고 현재의 갑상선암 환자 40만 명 중 수술을 거부한 27,000 (40만 명의 3%인 12,000명과 갑상선 과잉 진단 논란 직후 거부한 15,000명) 명도 앞서 수술을 거부한 사례처럼 대부분 건강하게 살고 있을 것이다.

갑상선암 환자의 수술 여부에 따른 삶의 질을 비교하면 아래 표와 같다.

갑상선 수술여부에 따른 생존율과 삶의 질 비교

수술 여부	몸 상태	약	5년 생존	삶의 변화	원상 회복
수술	갑상선 제거	평생 복용	100.4%	알레르기, 천식, 두드러기, 입속 목구멍 부어오름, 피부병, 피부발진, 심장병, 더위에 취약함, 불면증, 정서불안, 체중 감소, 피로, 긴장과 흥분, 숨이차는 증세, 과도한 땀, 혈압상승, 생리 장애, 불임, 빠른 맥박	불가능
거부	갑상선 유지	미 복용	100.4%	약 4% 내외 갑상선 저하증	가능

이상에서 보듯 갑상선에 0.5~1cm 정도의 장애 세포가 있다는 이유로 그보다 20배 이상 큰 갑상선 조직 전체를 제거하고 평생 약에 의존하여 사는 것은 결코 바람직한 일은 아닐 것이다.

갑상선암이 젊은 나이에 많이 발견되는 이유

◈ 대부분의 암은 세포에 장애가 발생한 결과이므로 위암·폐암·간암·대장암 등 대부분 70대 및 80대에서 많이 발생한다. 암이 왜 발생하는지 그 원인을 알면 짐작할 수 있다.

그런데 갑상선암은 다른 암보다 평균 30년 이상 젊은 나이인 30~40대에서 많이 발생(발견)한다. 그렇다고 갑상선암이 다른 조직에 비해 젊은 나이에 많이 발병한다는 특별한 근거나 이유를 찾을 수 없다. 간혹 매스컴에서 단순히 과잉 진단이라는 사실을 언급하지만, 그 구체적 이유나 배경을 설명하지는 않는다.

그렇다면 갑상선암이 다른 암에 비해 현격히 젊은 나이에 발견되는 이유는 무엇일까? 결론부터 말하면 과잉 진단(조기검진)의 결과다.

의사들은 왜 '과잉 진단 혹은 조기 검진'에 열을 올리는 것일까?

첫째, (비교적 멀쩡한) 갑상선을 제거해도 환자가 죽지 않는다. 그래서 죄의식이 덜하다.

둘째, 평생 갑상선 호르몬제를 처방할 수 있기 때문이다. 젊은 나이에 발견해야 약 처방 기간이 길어진다. 예를 들면, 30대에 발견하면 50~60년간 약을 처방할 수 있다. 만약 갑상선암도 폐암이나 위암처럼 평생 복용하는 약을 개발하지 못했다면 다른 암처럼 70~80대에 많이 발견되었을 것이다.

최근에는 유방암도 갑상선암처럼 조기 발견되는 사례가 늘고 있다. 유방암 5년 생존율 또한 갑상선암 5년 생존율을 따라가고 있다. 유방암도 갑상선처럼 병원 치료를 받으면 대부분 생존(5년 생존율 90%)한다는 통계를 보고 너도나도 검진에 열을 올린다. 그러다 보니 미국, 일본보다 4배나 더 많은 유방암 환자가 확진되고 있다. 그리고 유방암 역시 갑상선암처럼 40대에서 가장 많이 발견되는데 통상 유방암 확진 이후 폐경기까지 여성호르몬 차단제를 처방하게 된다. 갑상선암처럼 말이다.

유방암과 갑상선암의 공통점.

첫째, 다른 나라보다 4~10배나 많이 발견된다.
둘째, 다른 암보다 30년 이상 젊은 나이에 발견된다.
셋째, 대부분 평생 약을 복용한다.

갑상선암을 전절제하는 진짜 이유

◇ 갑상선암은 조기에 발견해도 전절제 수술로 이어진다. 단 1g 만 발견되어도 대부분 전절제 수술을 한다. 일부 독자 중에는 '25g 의 장기 중 1g만 제거하면 안 되는 것일까? 세포가 다시 분열하여 정상으로 돌아오지 않을까?' 라는 생각을 하는 독자도 있을 것이다. 몸에 상처가 나더라도 자연적으로 회복되는 것처럼 말이다.

실제 그렇다. 간은 일부를 제거해도 곧바로 재생되어 회복한다. 위장 또한 일부를 제거해도 대부분 기능이 회복된다. 심지어 잇몸 뼈도 회복되는데 장기나 근육조직이야 말할 것 있겠는가? 이처럼 사람의 장기는 일부를 제거해도 조직이 원상복구 되거나 남아있는 장기만으로도 대부분 제 기능을 할 수 있다.

그런데 의사들은 갑상선에 불과 4~5%의 암이 있다는 이유만으로 조직을 모두 제거한다.

의사들이 조직을 모두 제거하는 이유는 무엇일까?

첫째, 재발에 대한 부담을 덜 수 있다.

장기의 일부분만 제거하면 남아 있는 장기에서 암이 재발할 수 있다. 그러나 장기를 완전히 제거하면 해당 장기에서는 암이 재발할 근거가 없어진다. 갑상선 제거로 인해 다른 장기에서 암이 발병하더라도 갑상선암을 집도한 의사로서는 부담이 없다.

둘째, 부분 절제하면 갑상선 조직, 기능이 회복될 수 있다.

만약 갑상선에 발병한 1~2g의 암세포만 제거하면 제 기능을 수행할 수 있거나 조직이 회복될 수 있다. 굳이 전절제하고 호르몬제 처방을 할 필요가 없다는 얘기다.

셋째, 정교한 의술이 필요 없다.

갑상선을 정상으로 되돌려 놓으려면 암이 발병한 원인을 정확하게 알아야 한다. 그러나 의사들은 갑상선암의 원인을 알지 못한다. 원인을 알지 못하니 근본적으로 치료할 방법을 알 수 없다. 원인을 모를 때 할 수 있는 방법은 통째로 갈아치우는 것이다.

예를 들어보자.

자동차의 냉각 팬이 작동하지 않으면 백만 원을 호가하는 비용을 들여서 냉각팬 전체를 교체한다. 고장의 원인을 찾을 필요 없이 부품을 통째로 교체하면 차량 정비소 입장에서는 많은 이윤을 얻을 수 있다.

여기서 정비사가 소비자의 경제적 문제를 고려하여 고장의 원인을 정확하게 찾아 정비한다면 어떻게 될까? 예를 들어 냉각팬이 작동하지 않는 원인이 센서 파손이라면 센서를 교체하면 문제가 해결된다. 이 경우 5만 원 내외의 비용이 들어간다. 고객 입장에선 최상이다. 그러나 정비업체는 많은 이익을 얻을 수 없다. 정비소에서는 군이 복잡하게 원인을 찾는 것보다 수리하기도 쉽고 수익을 많이 올릴 방법을 선택한다. 그것은 냉각팬 전체를 교체하는 것이다. 그러면 수십만 원의 수입을 올릴 수 있게 된다. 갑상선암 치료 방법도 이와 같다.

넷째, 갑상선 제거 후 건강이 나빠지면 계속하여 병원 고객이 된다.

갑상선을 제거한 후 호르몬제를 투여하면 갑상선 항진증이 나타나므로 건강이 악화하여 다른 질병이 발병할 가능성이 높아진다. 다른 진료과목의 고객이 되는 것이다. 타 진료과의 고객이 되는 것은 역시 병원으로서는 손해 볼 일이 없다. 의사들은 남아 있는 암세포의 증식 혹은 전이를 염려하기 때문이라고 말한다. 의사들이 암을 전이하는 것으로 오해하므로 충분히 그럴 수 있다.

필자의 분석 중 일부에 대하여는 음모론적 시각이라고 보는 독자도 있을 것이다. 그러나 의료계의 행태를 보면 어느 정도 이해할 수 있을 것이라 믿는다.

수년 전 SBS 스페셜 '친절한 의사'편에서 "병원 개업하면 생존을 위해 멀쩡한 장기를 제거하는 경우도 적지않다." 는 의사들의 자백을 보고 경악을 금치 못했다.

독자 중에 자신도 모르는 사이에 이처럼 억울한 일을 당한 경우가 상당히 많을 것이다. 필자도 과거에 여러 차례 유사한 피해를 겪은 일이 있다. 오진도 있었고 고의성도 있었다. 수술 직전에 오진임을 알아차리고 수술을 취소하여 피해를 면한 일도 있었다.

의술은 자동차 정비와 다르다. 자동차의 경우 새 부품으로 바꾸면 비단 비용이 들더라도 성능은 좋아진다. 그러나 사람의 장기를 완벽하게 대신할 장기는 없다. 장기를 제거하는 순간 평생 실질적인 장애인으로 살아야 한다. 이는 음모론적 시각이 아니다.

제2부. 갑상선암 기본 지식

갑상선암을 극복하려면 먼저 갑상선 기능과 갑상선암을 바로 알아야 한다. 그리고 의학계로부터 들어온 잘못된 지식을 바로 잡아야 한다.

갑상선 구조와 기능

◈ 갑상선은 목 앞쪽, 턱 밑 양쪽에 나비 모양으로 분포하며 개인마다 조금씩 다르나 길이 4~5cm, 너비 1~2cm, 두께 2~3cm, 무게는 25g 내외다. 갑상선은 뇌 기능 및 심장, 췌장, 비장, 근육, 전립선, 림프샘, 흉선, 골수 등 모든 장기의 신진대사를 주관한다. 따라서 갑상선에 문제가 발생하면 정상적으로 생활하기 어려울 만큼 중요한 장기다.

그런데도 대다수 사람은 평소에 그 중요성을 인식하지 못한다. 갑상선에 이상이 있을 경우 증상이 갑상선에서 나타나지 않고 대부분 위나 간, 심장 등 다른 장기에서 먼저 문제가 나타나기 때문이다.

예를 들어 소화 불량이 나타나면 위장을 주목하고, 피로 증상이 나타나면 간을 주목한다. 시력이 나빠지면 시신경, 면역력이 떨어지면 골수나 흉선을, 심장이 벌렁거리고 가슴이 두근거리면 심장을, 불임이면 자궁이나 난소의 이상을 의심한다. 그러나 이러한 장기 기능 저하의 기저에는 대부분 갑상선이 영향을 미친다.

**▶ 갑상선 저하증에서 나타나는 증상

갑상선 저하증 즉, 갑상선 기능이 떨어지면 다음과 같은 증상이 나타난다. 다음 중 여러 증상이 반복적으로 나타나면 갑상선 기능 저하를 의심해 보아야 한다.

첫째, 만성피로

갑상선 기능이 떨어지면 간을 비롯한 소화기관 등 신체 모든 기관의 대사가 원활하지 않아 극심한 피로 증상이 나타난다. 피로가 쉽게 해소되지 않고 잠을 자도 무기력하다. 이러한 경우 일반적으로 간 기능 저하를 의심하지만 그 기저에는 갑상선 기능 저하가 원인일 수 있다.

둘째, 식욕 감소 및 소화 불량

갑상선 기능이 떨어지면 위장을 비롯한 소화기 대사가 약화하여 소화 불량은 물론 영양을 흡수하지 못한다. 식욕 저하의 1차원인 (기저질환)은 갑상선 기능 저하 때문일 수 있다.

셋째, 추위에 약하다.

갑상선 기능이 떨어지면 심장을 비롯한 모든 장기에서 에너지 대사가 안 되어 혈액순환 장애가 발생하고 그로 인해 체온이 낮아질 수 있다. 따라서 몹시 추위를 느끼고 손발이 차고 시린 증상이 나타나기도 한다.

넷째, 체중 증가

갑상선 기능이 저하되면 대사 장애로 인해 섭취한 영양분을 충분히 소비하지 못한다. 영양분을 소비하지 못하면 체지방으로 남아 체중이 증가한다.

다섯째, 심부전

갑상선 기능이 떨어지면 대사 장애로 심장이 제 기능을 다 하지 못해 심부전이 나타날 수 있다. 심장 기능이 떨어지면 빈맥이나 저혈압 증상이 동반하여 나타날 수 있다.

여섯째, 기억력 저하와 치매

갑상선 기능이 저하하면 대사 장애로 뇌세포의 기능이 약화하여 기억력이 떨어진다. 노인의 경우 치매 증상이 심해질 수 있다.

일곱째, 면역 저하

갑상선 기능이 저하되면 면역기능을 담당하는 골수와 흉선 및 림프샘의 대사 기능이 떨어진다. 그로 인해 면역력이 저하된다. 면역력이 떨어지면 각종 바이러스에 감염되거나 감기에 쉽게 노출된다.

여덟째, 우울증

갑상선 기능이 떨어지면 뇌 기능 저하 및 활동력 저하로 대인 기피증을 겪는다. 이로 인해 사회적 활동력이 둔화되면 우울증이 발생할 수 있다.

아홉째, 피부 건조증

갑상선 기능 저하가 발생하면 에너지 대사 장애로 인해 피부 조직의 세포분열이 안 되어 피부 건조증이 발생하고 손발톱이 갈라지는 증상이 나타날 수 있다.

열 번째, 불임과 성욕 감퇴

갑상선 기능이 떨어지면 여성호르몬을 생산하는 황체와 난포의 대사 장애로 난자가 생성되지 않아 불임의 원인이 될 수 있다. 남성의 경우 정자 수 감소로 불임 및 성욕 감퇴의 요인이 된다.

열한 번째, 팔다리 저림 증상과 근육통

갑상선 기능이 떨어지면 에너지 대사에 사용되지 못한 각종 영양소가 체내에 축적되어 혈류장애가 발생한다. 그로 인해 팔과 다리 등 근육에 산소가 제대로 공급되지 않아 저림 증상과 근육통이 발생한다.

▶ 갑상선 항진증에서 나타나는 증상

갑상선에서는 인체에 필요한 만큼만 호르몬을 분비해야 한다. 그러나 필요 이상으로 호르몬을 분비하면 과도한 대사가 이루어져 갑상선 항진증이 나타난다. 갑상선 항진 증상은 다음과 같다.

첫째, 식욕 과다

갑상선 항진이 되면 에너지 대사가 과도하게 이루어지므로 많은 양의 에너지원이 필요하다. 따라서 쉽게 허기를 느껴 식욕이 증가한다.

둘째, 긴장과 흥분

갑상선 기능이 항진되면 과도하게 긴장하고 흥분한다. 따라서 가슴이 두근거리고 공격적인 성격이 된다.

셋째, 입 마름과 갈증

갑상선이 항진되면 과도한 에너지 대사로 땀을 많이 흘린다. 그로 인해 입이 마르거나 갈증이 나타날 수 있다.

넷째, 더위를 참지 못한다.

갑상선이 항진되면 과도한 에너지 대사로 인해 몸에서 열이 많이 발생하여 더위에 약해진다.

다섯째, 피로

갑상선이 항진되면 과도한 에너지 대사 및 소비로 인해 쉽게 피곤해진다.

여섯째, 체중감소

갑상선이 항진되면 과도한 대사로 많은 에너지를 소비하므로 체중이 감소한다.

일곱째, 혈압변화

갑상선이 항진되면 과도한 에너지 대사를 하게 되므로 맥박이 빨라지고 혈압이 수시로 변한다.

여덟째, 생리 변화 및 불임

갑상선이 항진되면 배란을 담당하는 난포나 황체의 세포분열이 빨라져 생리주기가 바뀌고 불임 가능성이 커진다.

아홉째, 숨이 차다.

갑상선이 항진되면 과도한 대사 작용으로 인해 많은 양의 산소를 소비하여 조금만 움직여도 산소가 부족해져 숨이 차다.

이상의 증상들은 일반적인 경향이며 모든 증상이 동시에 나타나는 것은 아니다.

갑상선암 검사 방법, 병기, 병기별 생존율

◈ 갑상선암을 검사하는 방법과 병기 구분 방법 그리고 병기별 생존율에 대하여 알아보자.

**▶ 갑상선암 검사 방법

갑상선암은 촉진이나 초음파 및 조직검사로 대부분 조기에 발견하므로 자각 증상이 없다.

갑상선암을 진단하는 방법은 다음과 같다.

첫째, 촉진을 통해 결절 여부를 확인한다.

갑상선은 목 부분에 위치하므로 전문가가 아니어도 주의 깊게 만져보면 이상함을 느낄 수 있다. 촉진을 통해 결절이 만져질 경우 갑상선암을 의심하여 추가 검사를 진행한다.

둘째, 갑상선 기능검사

갑상선 호르몬 및 갑상선자극 호르몬 농도를 측정하는 방법으로 갑상선호르몬 수치가 정상인지의 여부를 확인한다. 갑상선호르몬 수치가 정상 범위보다 낮으면 결절이 있는지 확인한다.

셋째, 초음파 검사

암의 크기가 작아 촉진으로는 확인이 어려운 경우 갑상선 초음파 검사를 실시한다. 초음파로는 악성 여부를 판단할 수 없다. 단 초음파 검사에서 나타나는 결절의 높이가 너비보다 길거나, 경계가 불명확하거나 석회화, 저음영 결절의 경우 악성일 가능성이 있으므로 미세침 검사를 한다.

넷째, 영상 검사

CT, PET-CT, 경부전산화 단층촬영 등 영상 검사를 통해 결절에 대한 보조적 정보를 얻고 암이 주위의 림프샘으로 확산했는지를 판단할 수 있다.

다섯째, 미세침 검사

미세침 검사란 이른바 조직검사를 말하며 암으로 의심이 되는 결절 조직 세포를 떼어내 결절 부위의 악성 여부를 판단하는 방법이다. 그러나 이 방법으로 악성인지 양성인지를 구분할 수 있는 것은 아니다. 의사들의 경험칙을 판단기준으로 삼을 뿐이다. 같은 환자를 두고도 의사마다 각각 다른 견해를 내놓는 것도 그 때문이다.

암의 크기와 함께 주변 장기에서 전이 여부를 보고 기수를 판단한다. 갑상선암의 병기를 어떻게 구분하는지 알아보자.

1기 : 암의 크기가 2cm 미만이고 림프샘 등 다른 장기에는 전이하지 않은 상태다.

2기 : 암의 크기가 2~4cm이고, 림프샘이나 다른 장기에는 암이 전이하지 않은 경우다.

3기 : 암의 크기가 4cm 이상 혹은 크기와는 상관없이 림프샘이나 피막에 암이 침범한 경우다.

4기 A : 암의 크기와 상관없이 림프샘에 암이 발병하고 동시에 후두기관이나 식도까지 암이 증식한 경우다.

4기 B : 암의 크기에 상관없이 척추 앞 근막 · 경동맥 · 혈관 주위를 침범한 경우다.

4기 C : 종양의 크기와 상관없이 다른 장기 조직에서 암이 발병한 경우다.

이상은 미국 암 위원회 판정 기준으로 우리나라에서도 이와 유사한 판정 기준을 적용한다.

＊＊▶ 갑상선암 병기별 생존율

갑상선암도 다른 암처럼 병기에 따라 생존율이 다를 수밖에 없다. 그러나 국가에서는 병기에 따른 생존율을 따로 공개하지 않는다. 갑상선암 전체 5년 생존율이 100.4%이므로 1기에서 4기까지 모두 100.4%라고 공개한 것으로 보아야 할 것이다.

그러나 병기별로 생존율이 다를 수밖에 없다. 병기별 생존율을 공개하지 않는 이유는 병기별 사망률의 역전현상이 발생하기 때문이다. 이런 이유에서 우리나라에서 갑상선암 병기별 5년 생존율을 공개하지 않는다.

참고로 미국의 5년 생존율 통계는 다음과 같다.

	유두암	이포암	수질암	역형성암
1기	100%	100%	100%	
2기	100%	100%	97.5%	9%
3기	96%	79%	78%	
4기	45%	47%	24%	

출처 : 미국 공동 암위원회(AJCC)

이 자료에 의하면 미국에서 갑상선암 5년 생존율이 3기에서는 최대 96%, 4기에서는 최대 47%를 넘지 않는다. 갑상선암 5년 생존율이 결코 100%가 나올 수 없음을 알 수 있다. 그런데도 우리나라의 5년 생존율을 100.4%라고 발표하고 있다.

참고로 미국의 경우 유두암과 여포암 등 분화 갑상선암 환자의 10년 생존율은 1기 99%, 2기 95%에 이르지만 3기에는 84%, 4기에는 40%로 알려졌다.

＊＊▶ 갑상선암 종류별 예후

갑상선암은 어느 부위에 어떤 형태로 발병했느냐에 따라 예후가 다르다. 갑상선암 환자의 대다수를 차지하는 유두암(90~95%)과 여포암(2~3%)은 갑상선 내 여포세포(내분비 조직 내 주머니처럼 생긴 조직)에서 발생하는 분화암이다. 여포암 중 대부분(약 90%)은 국소적 암이다. 이들 암은 증식이 아주 느리고 치료 예후도 매우 좋다.

이와 달리 전체 갑상선암의 1%에 해당하는 '미분화암(역형성암)'은 증식이 매우 빠르며 대부분 6개월 내 사망한다. 그 외에 전체 여포암의 10%를 차지하는 '광역 침범형' 여포암이나 조기에 발견되지 않는 '수질암'도 예후가 좋지 않다.

갑상선 저하증

◇ 갑상선 기능이 떨어져 신진대사에 장애가 나타나는 현상을 갑상선 저하증이라고 한다. 갑상선 기능이 떨어지면 피로와 무기력증은 물론, 피부가 건조하고 거칠어지거나 목소리가 쉽게 쉬고, 얼굴과 손발이 붓거나 황달이나 여성의 경우 만성 생리불순 등이 나타나기도 한다. 또한 에너지 소모가 적기 때문에 많은 양을 먹지 않아도 체중이 증가하거나 추위를 많이 타고 뇌 기능 저하로 집중력 저하, 우울증 등이 동반될 수 있다.

**▶ 갑상선 저하증 원인

일반적으로 요오드 섭취량이 부족하면 갑상선 기능 저하가 나타난다고 알려졌다. 그런데 각종 연구 결과를 종합해 보면 우리나라 국민의 요오드 섭취량은 권장량보다 3배 이상 많다. 갑상선 기능저하 환자의 대다수는 요오드 섭취량 부족으로 인한 원인은 아니라고 봐야 한다. 요오드 부족으로 인한 갑상선 기능 저하가 아니라면 갑상선 조직에 산소(영양 포함) 공급이 충분하지 못한 것은 아닌지 의심해 볼 수 있다. 갑상선에 산소공급이 부족해지면 대사 장애로 인해 갑상선 기능 저하가 나타나기 때문이다.

요오드와 산소 공급이 충분하여 갑상선 호르몬이 충분히 분비되어도 생산된 호르몬 이용 효율이 떨어질 경우에는 갑상선 저하증이 발생한다. 그리고 약물 투여 등으로 인해 갑상선 세포의 미세소관이 망가지면 갑상선과 뇌 사이의 소통이 원활하지 못해 몸에서 필요한 호르몬을 생산하지 못한다. 갑상선호르몬을 충분히 생산하지 못하면 갑상선 기능 저하증으로 나타난다.

＊＊▶ 갑상선 저하증 치료 부작용

갑상선 기능이 떨어지면 갑상선 호르몬이 부족해지므로 병원에서는 호르몬제를 처방한다. 이때 호르몬의 양이 과도하면 갑상선 항진으로 가슴 두근거림, 체중감소, 골밀도 감소, 피로, 다한증 등의 부작용이 발생할 수 있다. 이러한 증상은 체내 산소부족으로 인한 결과다.

＊＊▶ 갑상선 저하증 치유

갑상선 저하증은 갑상선암을 치유하면 자연 해결된다. 갑상선암 자연치유 편에서 다룰 것이다.

갑상선 항진증

◈ 갑상선에서는 인체에 필요한 만큼만 호르몬을 분비해야 한다. 그러나 필요 이상으로 호르몬이 분비되면 갑상선 항진증이 나타난다.

**▶ 갑상선 항진증 원인

갑상선 항진증을 일으키는 원인은 첫째, 뇌에 이상이 있을 경우다. 뇌가 신체 장기에 필요한 호르몬을 정확히 인지하지 못하면 과도한 양의 호르몬이 분비될 수 있다. 호르몬이 과다 분비되면 갑상선 항진증이 나타난다. 둘째, 뇌에서 적정량의 호르몬을 생산하도록 명령하더라도 갑상선이 신호를 제대로 전달받지 못하면 필요한 양보다 더 많은 호르몬을 분비할 수 있다. 갑상선 결절 혹은 염증이 있으면 이러한 현상이 나타날 수 있다.

**▶ 갑상선 항진증 치료 부작용

갑상선 항진 치료 방법에는 갑상선 호르몬을 적게 생산하도록 강제하는 방법이 있다.

구체적인 방법으로는,

첫 번째, 방사성요오드를 마시거나 요오드 캡슐을 복용하여 갑상선 조직을 파괴하는 방법이다. 갑상선 조직이 파괴되면 호르몬을 적게 생산하게 되므로 호르몬 분비를 억제할 수 있다. 이 경우 항갑상선 치료 후 약 40% 정도에서 갑상선 항진증이 재발한다.

그런가하면 갑상선을 약물로 파괴하면 갑상선 저하증이 나타날 수 있다. 방사성 요오드를 마시는 동안 방사선 피폭으로 인한 활성산소 발생 등의 부작용도 고려해야 한다. 갑상선 항진증이 나타난다고 해서 원인을 무시하고 소중한 갑상선 조직을 파괴하는 방법은 바른 처방이 아니다.

두 번째, 혈압약의 일종인 베타차단제를 사용하여 호르몬 분비를 억제한다. 이 방법은 세포에서 산소가 부족하다는 신호를 보내더라도 뇌가 인지하지 못하게 하여 혈압을 높일 수 없게 만드는 방법이다. 그러면 갑상선에 산소와 영양을 충분히 공급하지 못해 호르몬 생산이 억제된다. 이 약을 사용할 경우 심장의 근력이 약화하여 심부전과 운동능력 부족, 피로, 발기부전 등의 부작용이 나타난다.

세 번째, 수술로 갑상선을 부분 절제하는 방법이다. 갑상선을 부분 제거하면 갑상선 기능이 떨어져 많은 양의 호르몬을 생산하지 못하므로 갑상선 항진증을 해소할 수 있다. 그러나 근본적인 해결책이 아니므로 이후 갑상선 저하증이 나타날 수 있다.

네 번째, 갑상선을 전절제하는 방법이다. 갑상선 항진증을 해결하기 위해 갑상선을 전절제하면 갑상선을 완전히 잃는다. 따라서 갑상선 기능이 다시는 회복될 수 없다. 결국 갑상선암을 수술한 것과 동일한 결과가 되어 평생 호르몬제를 먹어야 한다.

현대 의학의 갑상선암 치료 방법과 예후

◈ 갑상선암 환자의 약 97%가 수술을 받는다. 수술 후에는 방사성요오드를 통해 남아있는 갑상선 조직을 모두 제거한다. 이후 평생 갑상선 호르몬제를 복용해야 한다. 다만 갑상선암에는 항암제를 거의 사용하지 않는다.

갑상선암 치료 방법에 대하여 알아보자.

**▶ 수술적 치료

갑상선암 수술 방법은 목 앞부분 6~8cm를 절개한 후 갑상선을 제거한다. 최근에는 목 중앙이 아닌 목 옆쪽의 3~3.5cm만 절개하는 '최소 침습 갑상선 절제술' 등의 수술법으로 흉터를 줄이고 있다.

암의 크기, 위치, 형태에 따라 갑상선 전체를 제거하는 전절제 수술, 일부 건강한 세포를 남겨두는 부분절제 수술로 나뉜다. 그러나 현실에서는 암이 발견되면 크기와 상관없이 대부분 갑상선암 조직은 물론 림프샘까지도 모두 제거한다.

그러나 역분화암처럼 진행이 빠른 암, 기도를 누르는 경우, 성대에 영향을 미치는 경우, 음식물을 삼키기 어려운 경우, 물을 삼키기 어려운 경우, 호흡이 곤란한 경우가 아니면 수술을 신중히 결정해야 한다.

▶ 방사성요오드 치료

수술 요법으로 갑상선을 제거할 때 갑상선 조직만 완벽하게 제거하는 것은 사실상 불가능하다. 남아있을 수 있는 암세포를 제거하기 위해 방사성 요오드 요법이 사용된다. 방사성 요오드 요법은 갑상선이 식품 속 요오드를 흡수한다는 원리를 활용해서 방사성 요오드를 투여하여 남아 있는 갑상선 조직을 모두 제거하는 것이다. 갑상선이 방사성요오드를 마치 식품 속의 요오드로 착각하여 흡수하므로 그 독성으로 인해 갑상선 조직을 없애는 방법이다.

방사성요오드 요법은 갑상선 분화암인 갑상선 유두암(90% 차지)에는 효과가 있지만 수질암이나 역형성암(역분화암) 등에는 효과가 없는 것으로 알려졌다.

방사성요오드는 갑상선에만 영향을 미치는 것으로 알려졌지만 실제로는 침샘, 눈물샘, 위 점막, 간에도 영향을 미친다. 그로 인해 미각이 변하거나 위염, 피로감 등이 발생하기도 한다. 방사선 치료 후에는 1~4일 정도 타인과의 접촉을 제한한다. 특히 소아와는 2~3주간 2m 이상 거리를 유지해야 한다. 이러한 사실로 미루어 방사성요오드 치료법이 환자 자신에게도 나쁜 영향을 미친다는 것을 알 수 있다.

**▶ 방사선 치료

갑상선 조직 주변이나 주변 장기에 암이 발병했거나 수술 이후 남아있을 암세포를 제거할 때 방사성요오드 치료법으로는 반응하지 않는 경우 방사선 치료를 시행한다. 이때 투과되는 방사선의 피폭량은 일반 방사선과 유사하여 다른 장기에서 암을 유발한다.

방사선 피폭 기준량은 연간 1mSv인데 방사선 치료를 받을 경우 4,000mSv에 노출된다. 방사선에 1,000mSv 이상 피폭될 경우 식욕부진, 피로감, 오심 등의 증상이 나타날 수 있으며 4,000mSv 이상 피폭되면 대략 3주 뒤 골수 기능 저하, 감염, 면역 저하, 설사, 피로, 탈모, 구강점막의 변화, 구강건조, 미각의 변화, 구토, 성기능 장애 등 심각한 문제가 발생한다.

이는 방사선에 의해 정상세포가 파괴되어 나타나는 증상이다. 방사선 치료를 받은 후 혈액암, 소화기 장기의 암이 나타나는 이유도 그 때문이다. 이러한 이유로 건강이 좋지 않은 노약자에게는 방사선 치료를 권하지 않지만, 비교적 건강이 좋은 환자들에게 사용하는 것도 당연히 위험하다.

✱✱▶ 갑상선호르몬 치료

갑상선을 제거하면 갑상선 기능을 완전히 상실한다. 몸에서 갑상선 호르몬을 생산하지 못하는 것이다. 결국 대사 불균형으로 정상적인 생활 자체가 불가능하므로 평생 호르몬 치료법이 시행된다.

✱✱▶ 화학요법(항암제)

화학요법은 수술 및 방사성요오드 치료 혹은 방사선 치료가 잘 듣지 않을 경우에만 제한적으로 사용한다. 갑상선암 환자에게 항암제를 사용하면 다른 암에 항암제를 사용할 때 나타나는 심각한 부작용이 발생할 수밖에 없다.

필자의 분석에 의하면 항암제 사용 여부에 따라 최소 100배 이상 생존율의 차이가 난다. 유방암 환자의 생존율이 약 90%인데 반해 갑상선암 환자의 생존율이 99.9%(혹은 100.4%)라는 사실을 통해 확인할 수 있다. 유방보다 갑상선이 훨씬 더 중요한 장기임에도 말이다. 갑상선 치료에 항암제를 거의 사용하지 않는다는 점에서 참으로 다행한 일이다.

갑상선 기능에 따른 수술 여부 판단 방법

◈ 갑상선암 확진을 받은 후 어떻게 해야 할 것인가에 대한 필자의 생각은 다음과 같다.

첫째, 갑상선 기능이 정상인 경우.

갑상선암 환자의 90% 이상은 갑상선 기능이 정상이다. 이들은 증상도 없고 일상생활에서 아무런 불편을 느끼지 않는다. 이 정도의 암은 있다가도 없어지고 없다가도 발생하기를 반복하는 조금 부자연스러운 인체 현상일 뿐이다. 굳이 작은 암세포가 발견되었다는 이유만으로 건강한 갑상선을 제거할 필요가 없다.

둘째, 갑상선 기능이 30% 내외 떨어진 경우

이 정도면 대사 장애로 인해 일상생활에서 간혹 피로를 느낄 수 있다. 그러나 섣불리 갑상선을 제거해선 안 된다. 수술로 갑상선을 제거하면 갑상선 기능이 70%에서 0%로 떨어지기 때문이다. 일상생활이 불편하다면 갑상선 기능 저하를 대체하는 호르몬제를 복용하면서 자연치유를 통해 갑상선 기능을 정상화하도록 노력하는 것이 바람직하다.

셋째, 기능이 50% 이상 떨어진 경우

실제로 갑상선 기능이 50% 이하로 떨어지는 경우는 거의 없다. 그 정도가 되기까지 병원을 찾지 않을 환자는 거의 없기 때문이다. 만약 갑상선 기능이 50% 이상 떨어진 경우에는 수술을 고려할 필요가 있다.

그러나 자신의 의지와 암에 대한 바른 지식을 갖고 있다면 자연치유가 가능하므로 성급히 수술을 결정할 일은 아니다.

넷째, 갑상선암이 증식하여 림프샘에 암이 발병한 경우

병원에서는 갑상선 조직 주변의 림프샘에 암이 발병한 경우 갑상선은 물론 림프샘까지 모두 제거한다. 그러나 림프샘을 제거하면 순환장애로 주변 조직에 암 발병 가능성이 높아진다.

다섯째, 갑상선암 4기인 경우

갑상선 학회는 갑상선암 4기 환자의 사망률이 50%라며 반드시 수술을 권한다. 의사의 말대로 수술받을 경우 생존할 수 있을까? 그렇지 않다.

갑상선암 4기는 폐나 간에 암이 발병한 상태다. 어느 조직에서 먼저 암이 발병했느냐의 문제일 뿐 사실상 폐암 혹은 간암이다. 4기의 경우 수술을 적극적으로 고려해야 한다. 수술 후 호르몬제를 복용하여 갑상선 기능을 대체해야 한다. 다만 갑상선을 제거한다고 해서 폐암·간암이 없어지는 것이 아니므로 폐암·간암에 대한 본질적 대책을 세워야 한다.

** ▶ 유치원생도 수술 여부를 판단할 수 있다.

조기 갑상선암은 평균 0.5~1cm 내외의 작은 암을 말한다. 이 정도는 조직이 단단히 뭉친 결절일 뿐 암으로 판정하기에도 모호한 상태다. 암과 지방 뭉침에 대한 판단 기준은 분명하지 않다. 의사 개인의 주관적 판단으로 "암이다."라고 하니 암일 뿐이고 "암이 아니다."라고 말하면 암이 아닌 것이다.

조기의 암은 있다가도 없어지고, 없다가도 발생하기를 반복하는 조금 불편한 인체 현상에 불과하다. 그대로 유지만 되어도 아무런 문제 없이 살아갈 수 있다. 갑상선을 모두 제거하는 것과 제거하지 않고 그대로 두었을 경우 삶의 질에 어떤 차이가 있는지에 대하여는 앞선 비교표를 보고 독자들 스스로 판단할 수 있으리라 믿는다.

좀 더 이해하기 쉽게 설명해 보자. 25개들이 사과 상자가 두 개 있는데 하나의 상자에는 좋은 사과가 24개, 그리고 벌레 먹은 사과가 하나 들어 있고 다른 상자에는 사과가 하나도 없다. 어느 것을 택할 것이냐고 물어보면 초등학생, 아니 유치원생도 대부분 비어있는 상자를 선택하지 않을 것이다. 사과가 하나도 없는 것보다는 썩지 않은 사과가 24개 들어 있는 상자를 택할 것이다.

즉 1g의 장애 세포가 있다는 이유로 25g 모두를 제거하는 것은 참으로 어이없는 일이다. 의사들이나 환자들은 암의 전이를 염려할 것이다. 그러나 암은 전이하지 않는다. 이에 대하여는 상세히 후술할 것이다.

제3부. 현대의학의 암 치료 현주소

•

•

•

미국·일본 의학계를 비롯하여 현대의학은 암 정복에 실패를 선언했다. 원인을 무시한 채 암세포를 제거하는 현대 의학적 치료 방법으로는 해당 장기에는 말할 것도 없고 다른 장기에서도 암이 계속 재발하기 때문이다.

암 정복에 실패한 의학계

◈ 암 환자라면 '언제쯤 암 정복 소식을 들을 수 있을까? 그 때까지 내가 살아있을 수만 있다면…' 하는 심정으로 신약 개발에 대해 기대하고 있을 것이다. "새로운 신약이 나왔는데 한번 사용해 보라는 권고를 받았다."고 말하는 독자도 적지 않다.

그러나 기대감을 가지고 참여했지만, 환자들의 기대를 충족시킨 일은 한 번도 없었다. 단언하건대 현대 의학적 접근 방법으로는 암 정복을 기대하지 않는 게 좋다. 이 주장의 근거는 현대 의학적 암 치료 방법은 원인을 무시한 처방이라는 점 때문이다. 암 치료 방법에 대한 근본적인 변화가 없는 한 어떤 노력을 하더라도 암을 정복할 수 없다.

병원 치료를 받은 사람들은 대부분 치료 이전보다 건강이 훨씬 더 악화한다. 의사들은 그것이 본래 암의 특징이라고 말하지만, 그것은 사실이 아니다. 건강이 악화한 이유는 암 때문이 아니고 대부분 생리현상에 역행하는 병원 치료 즉, 원인 치유가 아닌 결과 치료 때문이다. 모든 질병은 원인이 있으므로 반드시 원인을 치유해야 극복할 수 있다.

현대의학이 나름 암의 원인으로 찾은 것들이 있다. 흡연이나 과음, 스트레스, 환경오염, 중금속, 방사선 그리고 화학약품 등이다. 그러나 이러한 요소들은 암의 근본 원인이 아니다. 그것은 단지 암 발병에 영향을 주는 종속된 요소(2차원인) 중 일부에 불과하다. 현대의학은 암뿐만 아니고 고혈압, 통증, 당뇨, 간염 등 주요 질병에 대해서도 원인을 찾으려 하지 않고 결과 제거에만 집착한다.

수술 요법을 이해하기 쉽게 비유하여 설명하면, 목에 가시가 걸려 아이가 우는데 단지 시끄럽다며 성대를 제거하는 것과 같다. 성대가 없으니 더는 울지 못하겠지만, 그렇다고 고통이 해결된 것은 아니다. 먹을 것을 주거나, 재미있는 동화책을 읽어주거나, 혹은 울지 말라고 으름장을 놓는 것도 해결책이 아니다. 문제를 진정으로 해결하려면 아이가 우는 원인인 목에 걸린 가시를 빼 주어야 한다.

＊＊▶ 유전공학에 대한 기대를 접어라

현대의학은 암을 해결하기 위한 방법으로 유전공학을 연구하고 있다. 그러나 유전공학으로는 절대 암을 극복할 수 없다. 원인을 구명하는 학문이 아니기 때문이다. 유전공학은 암의 현상까지만 분석할 뿐이다. 그들은 암의 원인을 유전자 변이라고 말한다. 그러나 유전자 변이는 원인이 아니고 현상일 뿐이다.

예를 들어 교통사고가 유난히 자주 발생하는 횡단보도에서 보행신호를 위반한다면 그 이유가 있을 것이다. 그 원인을 찾아보니 신호등이 태극기에 가려서 신호가 보이지 않았기 때문이라고 해보자. 그러면 태극기를 다른 곳으로 옮겨서 보행신호를 가리는 일이 없도록 해야 한다. 그것만이 진정한 문제 해결책이다. 그럼에도 불구하고 신호를 위반하는 사람의 유전자를 분석하는 방식으로 접근하는 것이 유전공학적 접근 방법이다.

아무리 신호위반을 하는 사람들의 유전자를 연구해도 여전히 신호등이 보이지 않아 교통사고는 계속 발생할 수밖에 없듯 암의 원인을 찾아서 제거하지 않는 한 암은 재발하는 것이다.

현대의학이 암을 정복할 수 없는 이유

◈ 현대 의학적 방법으로는 절대 암을 극복할 수 없다. 현대 의학이 암을 정복할 수 없는 이유는 다음과 같다.

첫째, 암의 본질을 모른다.

'암이 무엇인지' 정의를 내려 보라. 매우 익숙한 병인데도 막상 정의를 내리지 못할 것이다. 그저 무서운 병, 죽는 병, 통증을 일으키는 병, 수술해야 하는 병이라고 떠올릴 뿐이다. 의사들 또한 암이 무엇인지 정확하게 설명(정의)하지 못한다. 대학에서 배우는 각종 세포학 책에는 "암은 우리 몸에서 부적절한 시기와 장소에서 증식하는 세포의 질병이다."라고 기술되어 있다. 암의 원인에 대하여는 "암의 원인은 너무 복잡하다."라고 언급하고 있다.

의사들에게 암의 원인이 무엇이냐고 물어보면 원인이 너무 많고 복잡해서 특정할 수 없다고 말한다. 유전이라며 면피성 분석을 하거나 부분적인 원인만 얘기할 뿐 근본 원인을 밝히지 못한다. 부분적인 요인마저도 어떤 과정을 통해 암을 유발하는지 설명하지 못한다.

둘째, 암을 정복할 수 있는 기술이 개발되는 것을 원치 않는다.

암을 근본적으로 해결하는 새로운 치료법이 나온다고 해도 제도권 내에서는 발을 붙이기 어렵다. 만약 갑상선암을 완치하는 방법이 나온다면 병원을 찾는 암 환자 수가 크게 줄어들 것이다. 매년 4만 명이 발병하고 그들 중 97%가 수술받고 평생 약을 복용한다. 그 많은 고객을 잃는다면 병원이나 제약사로서는 심각한 경제적 타격을 받기 때문이다.

셋째, 원인을 찾지 않는다.

암과 같은 질병은 원인에서 비롯된 질병이므로 반드시 원인을 찾아야만 해결할 수 있다. 그러나 현대의학은 암의 원인을 찾는 노력을 하지 않는다. 원인을 찾지 않다 보니 실질적인 암 치료 방법은 거의 발전이 없었다.

넷째, 과정을 설명하지 못한다.

의사들은 암 예방을 위해 "금연하라. 과로하지 마라. 과음하지 마라. 스트레스 받지 마라. 짜게 먹지 말라."고 말한다. 틀린 말은 아니다. 그러나 그러한 요인들이 어떤 과정을 통해 암을 유발하는지 설명하지 못한다. 어떤 이는 발암물질 때문에 암이 발병한다고 말하지만, 발암 물질이 어떤 과정을 통해 암을 유발하는지 설명하지 못한다. 담배 속 발암물질이 어떤 과정을 거쳐 암을 유발하는지, 또 중금속이나 환경호르몬이 어떤 과정을 거쳐 암을 유발하는지 제대로 설명하는 것을 본 일이 없을 것이다. 과정을 설명하지 못하는 처방은 신뢰를 담보할 수 없다.

다섯째, 완치를 원하지 않는다.

완치란 몸 상태가 정상화하여 더는 의학적 조치가 필요하지 않은 상태를 말한다. 만약 병원에서 암을 치료했는데 치료 후 재발하지 않으면 어떤 일이 벌어질까? 환자 입장에서는 대단히 반가운 일이겠지만, 병원이나 제약사 입장에서는 환자가 줄어 병원 수익이 감소한다. 병원에서는 이런 상황을 원치 않는다.

여섯째, 경쟁하지 않는다.

질병을 치료하는 데 있어서 현대의학은 독과점 형태로 운영된다. 의사가 아니면 거의 치료 행위를 할 수 없다. 심지어 건강에 도움이 되는 건강식품에 대해서도 치료라는 말을 쓸 수 없다. 이런 독과점 체제하에서는 경쟁할 이유가 없다. 굳이 실력 향상을 통해 치료율을 높일 이유가 없다는 얘기다. 경쟁을 통해 실력이 향상되고 병이 재발하지 않는다면 병원은 공멸하는 구조이기 때문이다. 병원 입장에서는 암을 정복하는 방법이 나오면 최악의 상황이 되는 것이다.

원인을 무시하는 현대의학

◈ 의사들은 암을 수술할 때 신경이나 혈관을 건드리지 않고 정교하게 제거하기 위한 노력을 한다. 그들은 전통적 방법인 수술, 항암, 방사선 등으로 암 환자를 치료해 왔다. 하지만 수술이나 항암, 방사선 치료로는 대부분 암이 재발한다. 암의 원인을 제거하는 방법이 아니고 결과만을 제거하기 때문이다. 결과만 제거하는 방법으로는 대부분 환자에게 도움이 되지 않는다.

이처럼 현대의학은 기존 방법으로 암을 치료할 수 없게 되자 방사선 치료의 부작용을 줄인 양성자 치료, 정밀도를 0.1mm까지 높인 중입자 가속기 등을 개발했다. 하지만 암을 완벽하게 제거해도 그러한 방법으로는 결단코 암을 정복할 수 없다. 원인을 제거하는 방법이 아니기 때문이다.

최근 암세포만 선택하여 죽인다는 표적항암제가 나오고 있다. 의학계나 환자들은 표적항암제가 암을 정복해 줄 것이라고 기대하고 있다. 그러한 희망대로 암세포만 골라 죽일 방법이 현실화한다면 부작용을 크게 줄일 수 있을 것이다. 하지만 단언컨대 표적항암제로 암을 극복하겠다는 꿈은 하루빨리 깨는 것이 좋다. 원인을 치료하는 방법이 아니기 때문이다. 기본적으로 정상세포를 다치지 않게 하면서 암세포만 공격하는 항암제를 개발하는 것은 현실적으로 가능하지 않다. 암세포와 정상세포는 분열 주기만 다를 뿐 본질적 특성이 같기 때문이다.

실제로 표적항암제로 치료한 결과 부작용만 줄어들 뿐 기존 항암제와 별 차이가 없었다. 표적항암제를 사용하면 부작용을 줄일 수 있지만 암세포 제거 효과도 줄어들어 장기간에 걸쳐 치료해야 한다.

이해를 돕기 위해 쉬운 예를 들어보자. 아스팔트 도로에 금속 파편들이 널려있으면 그 도로를 지나가는 차량의 타이어가 찢어지거나 구멍이 뚫린다. 이때 타이어를 새로운 것으로 바꾼다고 해도 문제의 도로를 운행하면 다시 펑크가 난다. 반복적으로 펑크 난 타이어를 교체해도 문제는 계속 재발한다.

재발을 방지하는 유일한 방법은 도로에 쏟아진 금속 파편을 제거하는 것뿐이다. 원인을 제거하는 것이다.

갑상선암은 갑상선 조직의 만성적인 산소결핍이 원인이다. 따라서 갑상선암을 극복하려면 생활에서 어떤 요소가 갑상선 조직에 산소결핍을 만들었는지 세부 요소를 찾아서 원인을 제거해야 한다.

환자 입장에서는 자신이 받는 치료가 암의 원인을 제거하는 방법인지, 아니면 원인을 가중하는 방법인지를 판단할 수 있어야 한다. 그렇지 않으면 암세포를 없애려다가 정상세포까지 손상을 받아 치료받지 않음만 못하게 된다.

안타깝게도 현대 의학적 암 치료에는 원인을 찾아 제거하는 방법이 단 한 가지도 없다. 진정으로 암을 극복하고 싶다면 지금부터라도 암의 원인을 연구해야 한다.

갑상선암의 원인을 찾지 못한 현대의학

◈ 현대의학에서는 갑상선암의 원인으로 방사선 피폭, 요오드 부족, 여성호르몬, 유전적 요인(가족력)을 꼽는다. 이 네 가지 요인 중 방사선은 갑상선암에 직접적이고도 중대한 영향을 미친다. 그러나 나머지 세 가지 요인들은 원인과 별 상관이 없거나 그 반대다. 그렇다면 현대의학이 주장하는 요인이 갑상선암에 어떤 영향을 미치는지 바르게 분석해 보자.

첫 번째, 방사선과 갑상선암

의사들이 방사선이 갑상선암을 일으킨다고 주장하는 근거는 두 가지로 요약된다.

하나는 내원하는 환자들이 각종 검사과정에서 방사선에 많이 노출된 경우 갑상선암에 잘 걸린다는 사실이다. 다른 하나는 체르노빌 원전 사고 후 평소보다 100배 이상 갑상선암이 발병한 사실과 후쿠시마 방사능 유출 후 갑상선암이 급증한 사실을 근거로 들고 있다.

그러나 의사들은 방사선이 갑상선암을 유발하는 세부 기전을 밝히지 못하고 있다. 그렇다면 방사선이 갑상선암을 일으키는 이유는 무엇일까? 방사선에 노출되면 많은 활성산소가 발생한다. 활성산소가 갑상선 조직으로 가는 혈관을 손상시키면 혈류가 나빠져 갑상선 조직에 산소와 영양이 제대로 공급되지 못한다. 갑상선 조직에 만성적으로 산소가 부족해져 암이 발병하는 것이다.

두 번째, 요오드 섭취량과 갑상선암

의학계는 적정량의 요오드를 섭취하지 않을 경우에 갑상선암이 발병한다고 주장한다. 그들은 그 근거로 요오드를 적게 섭취하는 지역이 과잉 섭취하는 지역(한국, 아이슬란드, 일본)에 비하여 갑상선암 발병 비율이 더 높다는 사실을 근거로 든다. 그러면서도 "다만 그 기전을 알 수 없다"고 말하고 있다. 그러나 앞서 누누이 언급했지만, 기전을 밝히지 못한 주장은 정설이라고 해도 사실과는 다를 수 있다.

요오드 부족은 갑상선 기능저하의 원인은 될 수 있으나 갑상선암의 직접 원인은 아니다. 갑상선암의 직접 원인에 대하여는 '갑상선암의 원인' 부분에서 상세히 다룰 것이다.

세 번째, 갑상선암과 유전

갑상선암은 유전되지 않는다. 의학자들이 가족력과 유전을 혼동하거나 치료하지 못하는 결과에 대한 면피용으로 볼 수밖에 없다.

가족 중에 갑상선암 환자가 있을 경우 가족 내에서 갑상선암이 더 많이 발생하는 것은 생활 습관이 같을 경우에 한해 나타나는 현상일 뿐이다. 가족이라도 생활 습관이 다르면 결과가 달라진다. 가족력은 가족 내에서 유사한 질병이 나타난다는 것을 의미하고 유전성은 유전자에 의해 영향을 받은 것을 말한다.

네 번째, 여성호르몬과 갑상선암

현대의학은 남성보다 여성에게서 갑상선암 발병률이 높다(약 5배)는 이유로 여성호르몬을 갑상선암의 원인으로 지목하고 있다. 그 이외 어떠한 근거를 제시하지 않고 있다. 그러나 사실은 정반대다. 여성호르몬은 갑상선암을 예방하는 필수 호르몬이다.

여성호르몬은 혈관의 탄력을 유지해줄 뿐만 아니라 장기 조직을 부드러운 상태로 유지해 주는 역할을 한다. 예를 들면 출산 과정에서 여성호르몬이 1,000배나 증가하여 자궁 조직을 유연하게 해주는 것이다. 마찬가지로 여성호르몬이 충분히 분비되어야 혈류가 좋아지고 갑상선 조직에 충분한 산소를 공급할 수 있게 되면 갑상선암을 예방할 수 있다.

필자의 주장이 타당함을 보여주는 근거가 있다. 만약 여성 호르몬이 갑상선암의 원인이라면 갑상선암 호르몬이 급격히 줄어드는 40대에서 갑상선암 환자가 감소하고 20~30대 여성에게서 많이 발병해야 할 것이다. 그러나 갑상선암은 여성 호르몬이 줄어드는 시기인 40대에 가장 많이 발병하고 있다. 이는 여성호르몬은 갑상선암의 원인이 아니라는 사실의 반증이다.

이상에서 알아본 바와 같이 현대의학에서 지목하는 갑상선암의 원인 중 방사선을 제외하면 그 이외는 과학적 근거가 없다.

암 발병을 전이로 오해하는 현대의학

◈ 갑상선암 환자들은 대부분 무증상이다. 그 상태를 유지하며 생활하면 아무런 문제가 될 일이 없다. 그런데 의사들은 암이 다른 중요한 장기로 전이한다며 수술을 권한다. 갑상선에 1g 아니 단 몇 백 개의 암세포만 있어도 간이나 폐 · 골수 혹은 담낭 같은 중요한 장기에 전이하여 암이 증식한다는 얘기다. 이것이 사실이라면 당장 조처해야 한다.

그렇다면 갑상선에서 발병한 암이 다른 장기로 전이할 수 있을까? 결론부터 말하면 전혀 그렇지 않다. 암이 전이한다는 주장은 허구다. 암이 전이한다고 주장하는 것은 암 전문의들의 면피용 혹은 공포 마케팅에 불과하다.

암 전이 여부에 대한 실체를 이해해야 억울한 일을 당하지 않는다. 암으로 인해 통증이나 생리적 문제가 발생하여 제거하는 것이라면 나름의 의미가 있겠으나, 전이를 막겠다며 수술과 방사선이나 항암제를 받는 것은 정말 어리석은 일이다. 암은 통증이나 별다른 증상이 없다면 실제로는 거의 문제가 되지 않는다. 전이하는 것이 아니기 때문이다. 암을 극복하려면 수술(수술은 상태에 따라 선택 사항임), 항암, 방사선 처방 대신 암이 발병하지 않는 인체 환경으로 바꾸어야 한다.

암을 전이하는 것으로 오해하면 실제 이상의 공포감을 갖게 되고 불필요한 극약처방을 받게 된다. 암 환자가 생존하기 위해서 가장 중요한 것은 암 전이설의 실체를 아는 일이다. 단 1~2g의 장애 세포가 있다는 이유로 수술과 방사선 물질로 장기를 제거하는 것이 과연 상식적인지 냉철하게 생각해 보아야 한다. 암 전이설이 사실이 아니라면 전이설을 근거로 받는 치료는 전면 재검토해야 한다.

필자가 2012년 '암 산소에 답이 있다' 책을 출간한 직후 암 관련 카페에서 몇몇 의사들과 암 전이 여부에 대하여 치열한 논쟁을 하였다. 그리고 국립암센터 서홍관 본부장을 비롯한 몇몇 암 전문의들이 필자를 비판한 일이 있었다. 그들은 필자가 주장한 '암 전이설은 사실이 아니다' 라는 책 내용을 보고 전화를 걸어와 필자의 주장을 강하게 비판했다.

그 이후 서홍관 본부장과 다시 통화하지를 않아서 암 전이설에 대한 그분의 생각이 바뀌었는지의 여부를 정확히 알 수는 없다. 그러나 서 본부장은 2014년에 "조기 갑상선암을 수술하지 말라."고 강력하게 주장했다.

당시 갑상선암 환자가 기하급수적으로 늘어나자 국립암센터 서홍관 본부장을 비롯한 의사연대 소속 8인(서홍관 박사, 김소영 예방의학과 전문의, 박종혁 충북대 교수, 성지동 성균관대 교수, 안형식 고려대 교수, 신상원 고려대 교수, 이재호 가톨릭 의대 교수, 홍원준 원자력병원 박사)이 연대하여 갑상선암 과잉 진단 저지에 나선 것이다.

서홍관 박사는 "정상인에게 갑상선암 환자라는 딱지를 다는 현실을 바로 잡을 것."이라며 기자회견을 자청하여 갑상선암 과잉 진단의 문제점을 강력하게 제기했다. 동료 의사들로부터 많은 비난과 공격을 받아 가면서 펼친 노력으로 갑상선암 수술 환자 수가 2013년 2/4분기 ~ 2014년 1/4분기 43,000여 건에서 2014년 2/4분기~2015년 1/4분기에는 약 28,000건으로 35%나 줄었다. 그 결과 한 해 15,000명의 갑상선을 지킬 수 있었다. 갑상선암 전문의들의 우려와 달리 갑상선암으로 인한 사망자가 늘었다거나 어떠한 문제도 발생하지 않았다. 암을 전이하는 것으로 보았다면 이런 운동을 펼칠 수 없었을 것이다.

암 전이설이 사실이 아니라면 암을 두려워할 필요가 없다. 암을 전이하는 것으로 오해하면 실제 이상의 공포감을 갖게 되고 불필요한 극약처방을 받게 된다. 암 환자가 생존하기 위해서 가장 중요한 것은 암 전이설의 실체를 올바로 아는 일이다. 단 1~2g의 장애 세포가 있다는 이유로 수술과 방사성 물질로 장기를 제거하는 것이 과연 상식적인지 냉철하게 생각해 보아야 한다.

암 전이 여부에 대한 실체를 이해해야 억울한 일을 당하지 않는다. 암으로 인해 통증이나 생리적 문제가 발생하여 제거하는 것이라면 나름의 의미가 있겠으나, 전이를 막겠다며 수술과 방사선이나 항암제를 받는 것은 정말 어리석은 일이다.

암은 통증이나 별다른 증상이 없다면 실제로는 거의 문제가 되지 않는다. 전이하는 것이 아니기 때문이다. 암을 극복하려면 수술(수술은 상태에 따라 선택 사항임) 항암, 방사선 처방 대신 암이 발병하지 않는 인체 환경으로 바꾸어야 한다.

가족력과 유전을 혼동하는 의학자들

◇ 전 세계 암 전문의들은 암을 유전되는 병이라고 말한다. 세계적 핵의학의 권위자 김의신 박사는 SBS에 출연하여 "암을 비롯한 모든 질병은 유전이며 모두 조상 탓이다."라고 말했다.

같은 방송에서 미 국립 암 연구소의 종신연구원인 김성진 박사도 암은 100% 유전되는 병이라고 언급했다. 이들의 주장을 본 국내 대체의학 선구자 중 한 분이 필자의 책을 보고 전화를 걸어와 "암은 유전된다."며 암은 유전이 아니라는 필자의 책 내용을 비판한 일이 있다.

가족력이 있으면 20% 내외 발병률이 높다는 이유를 들어 갑상선암의 20%가 유전이라고 주장하는 학자도 있다. 그들은 이를 근거로 가족력이 있을 경우 20대부터 검진하라고 권한다.

물론 가족력이 있을 경우 유사한 생활 습관으로 인한 발병 가능성을 고려하여 검진하는 것은 나름의 의미는 있다. 그러나 가족력(유사 환경에 의한 질병)을 유전이라며 공포감을 갖게 해서는 안 된다.

암을 유전으로 오해하면 가족 중에 갑상선암 환자가 있을 경우 자녀들의 멀쩡한 갑상선을 제거하는 일이 벌어질 수 있다. 세계적 유명 여배우 안젤리나 졸리가 어머니의 유방암이 자신에게 유전될 것을 염려하여 멀쩡한 유방을 제거했듯 말이다.

어머니, 외할머니가 갑상선암이라고 자손들이 갑상선암 유전자를 타고날까? 전혀 그렇지 않다. 유전과는 상관없이 암 발병 원인을 제공하면 발병할 뿐이다. 부모가 갑상선암이라도 갑상선암이 발병하는 원인을 제공하지 않으면 절대 갑상선암에 걸리지 않는다. 반대로 어머니와 외할머니가 갑상선암에 걸린 사실이 없다고 해도 갑상선암으로부터 자유로운 것이 아니다.

갑상선암에 걸릴만한 생활을 했을 경우에만 갑상선암에 걸리는 것이다. 갑상선암을 비롯하여 어떤 암이든 유전 확률은 0%다. 암은 발생할 원인이 있으면 발병할 뿐이다.

이 주장에 대하여 의사들은 "부모가 갑상선암에 걸린 경우 자녀가 갑상선암에 걸릴 확률이 그렇지 않은 경우보다 4배 더 높은 것이 유전이 아니고 무엇이냐?"고 반박할 것이다. 그 또한 바른 분석이 아니다. 가족이라는 공동체 속에서 암이 발병할 유사한 생활 습관으로 인한 결과다.

가족 간에는 식습관을 비롯하여 생활 습관이 유사하다. 유사한 생활 습관으로 생활하면 가족 구성원들이 암에 노출될 가능성이 높은 것이다. 암 발생 여부는 유전 때문이 아니고 생활을 어떻게 했느냐에 의해 결정되는 것이다. 유사한 생활 습관으로 인한 가족력 가능성이 있다면 생활습관을 바꾸는 것이 바른 처방이다.

　가족 중 갑상선암이 있다는 이유를 들어 가족력이 있으니 조심하라는 말을 하거나 검진을 권하는 것은 타당하다. 그러나 가족력을 유전이라며 두려움을 심어준다면 그가 아무리 많은 갑상선 수술을 집도한 의사라고 해도 진정으로 암을 치료할 수 없는 사람이다.

　암이 유전된다는 전문가의 말을 듣고 불안에 떨고 있는 독자가 있다면 말끔히 잊어버리기를 바란다.

건강을 악화시키는 검사 장비

◈ _ 위암이나 대장암 등을 검사하는 내시경은 육안으로 직접 확인하므로 조직검사 다음으로 정확성이 높은 방법이다. 하지만 검사 과정에서 심한 고통이 따른다는 점이 문제다. 목에 거의 꽉 찰 정도로 굵고 둔탁한 장비가 목구멍을 통해 위장까지 들어갈 때 기도가 막혀 답답하고 이물감으로 인한 구역질을 견디기 몹시 힘들다. 일부 환자에게서는 목에 상처가 나거나 위벽 손상 혹은 천공(구멍)이 발생했다는 보도가 나오기도 한다. 지각이 있는 사람이라면 '요즘 같은 첨단시대에 왜 이렇게 고통스러운 방법으로 검사를 하지?' 라는 의문을 가졌을 것이다.

환자의 건강을 위해서라면 당연히 부작용과 고통이 덜한 장비를 사용해야 한다. 그러나 내시경 방법은 수십 년간 전혀 변화가 없다. 필자의 기억에 의하면 40년 전과 전혀 달라진 게 없다. 시중에는 이미 오래전부터 초소형 카메라가 개발되어 다양한 영상 분야에 이용되고 있다. 환자에게 고통을 주지 않고 검사를 할 수 있는 기술이 확보된 상태다.

그럼에도 불구하고 환자에게 큰 고통을 주는 장비를 고수하는 이유는 무엇일까? 이유는 병원 수익 창출 때문이다. 환자들은 고통을 느끼지 않기 위해 수면 내시경을 선택한다. 수면 내시경은 프로포폴이나 미다졸람이라는 약물을 사용하는데 연령이 40대 이상인 사람이 2년에 한 번씩 정기검진을 받는다는 점과 회당 10만 원가량의 비용이 청구되는 점을 감안하면 그 비용은 엄청나다. 이것은 내시경 장비의 부작용을 개선하지 않음으로 인한 병원의 수익 창출 수단이다.

더욱 문제는 수면내시경을 받으면 건강이 크게 악화한다는 것이다. 수면마취 후 깨어나지 못하는 의식불명 상태에 빠지거나 심지어 한해 10여 명의 사망자가 발생한다. 혹자는 사망자 수가 많지 않다는 사실을 들어 자신에게는 그런 일이 발생할 확률이 얼마나 되겠느냐며 문제의식을 느끼지 않겠지만 그렇지 않다.

수면 내시경을 할 경우 약 30%에서 호흡 느려짐, 저혈압, 졸음, 두통, 발작과 유사한 행동, 구역, 구토, 무호흡, 피부 발진, 맥박 빨라짐 등이 나타날 수 있다. 이는 수면 중 무호흡증으로 인한 결과다. 세포에 산소가 공급되지 않기 때문이다. 산소가 공급되지 않으면 뇌세포는 아주 짧은 시간 내 괴사한다.

마취제로 인한 피해는 일시적인 영향으로 끝나지 않는다. 기저질환이 있으면 병이 크게 악화하기도 한다. 이처럼 내원한 고객들의 건강이 악화하면 이후 병원을 찾는 환자 수가 증가한다. 이것이 환자에게 부작용 없는 편한 내시경 장비를 개발하지 않는 진짜 이유다. 물론 약물을 제조 판매하는 제약사나 마취 전문의의 밥그릇을 챙겨주기 위함도 맞물려 있을 것이다. 어떤 이유에서든 건강을 챙기기 위해 내원한 사람들의 건강에 역행하는 처방은 절대 있어서는 안 된다.

오류투성이 의학 논문

◈ 2019년 구충제 논란이 한창일 때 몇 편의 국내 외 구충제 관련 논문을 검토해 보았다. 모든 논문에는 본질적이고도 중대한 오류가 대단히 많았다. 기본적으로 기전을 밝히지 않거나, 실험 결과를 자의적으로 해석하고 있었다.

연세대 김영태 교수의 논문(난소암세포접종 무흉선 누드마우스에서 알벤다졸의 복강 내 투여가 종양 성장과 혈관내피성장인자 발현에 미치는 영향. 3쪽)을 보면, 미국 FDA에서 승인받은 해외논문 결과를 다음과 같이 소개하고 있다. 알벤다졸에 대한 2상 임상 결과 '17.7%에서 반응을 보였다.'고 밝혔다. 17.7%만이 긍정적인 반응을 보였다면 82.3%는 반응이 없었거나 부정적인 반응을 보였다는 의미다.

이 해외 논문을 두고 김영태 교수 논문 9쪽에는 각각 다른 두 개의 결론을 도출했다. 하나의 결론은 "알벤다졸은 비교적 저렴한 가격으로 구할 수 있어 장기간 사용해도 환자 부담이 크지 않으며 오랫동안 임상에 쓰인 약재로 안전성이 확립되어 있다"라고 기술했다.

반면 "알벤다졸은 비용·효과 측면에서 볼 때 관해 유지 약물로 장기간 사용하기에는 어려움이 있다."라며 상반된 결론을 도출했다. 하나의 논문에서 양립할 수 없는 두 개의 결론을 도출한 것이다.

의학 논문에는 유별나게 모른다는 문구가 많다. 필자가 구충제 논란을 정리해 보려고 '혈관 생성에 관련된 VEGF와 VEGF 수용체의 종류와 그 기능(서울대 약학대학, 김규원 외 3)'이라는 논문을 검색해 보았다. 불과 10여 페이지의 논문에 '모른다'는 단어가 19번이나 나온다. 논문은 처음부터 '모른다'로 시작하여 '모른다'로 끝났다고 해도 과언이 아니다. 모른다는 말을 반복하면 식상할까봐 말을 조금씩 바꾸어 표현했다.

예를 들면 '연구 중이다, 아직 밝혀지지 않았다, 알려진 바 없다, 무엇 무엇으로 보인다, 예측된다, 추정된다, 확실치 않다, 풀어야 할 과제다.' 등으로 단어만 조금씩 달리 표현했다. 이 논문을 기전이라는 측면에서 보면 "우리가 작성한 이 논문은 우리도 뭐가 뭔지 잘 모르고 작성했다."라고 자백한 셈이다.

서울대 약대는 세계적으로 매우 우수한 논문을 많이 발표하는 대학으로 알려졌다. 그나마 서울대 약대의 논문이기에 나름 기전을 밝힐 필요성을 느끼고 있다는 얘기다. 그래서 자신들도 모르는 건

'모른다'라고 밝힌 것으로 보인다. 과연 이런 논문에서 내린 결론을 의사들이 현장에서 그대로 적용한다면 어떻게 될까? 참으로 아찔하고 암담한 일이 아닐 수 없다.

제4부. 암 자연치유 기본 원칙

•

•

•

암은 외과적 수술이나 방사선 혹은 약으로 치료되지 않는다. 암이 발병하지 않는 인체 환경을 만들어야 재발하지 않고 완치할 수 있다.

암 자연치유 기본자세

◈ 암은 심장마비, 심근경색, 뇌출혈, 뇌경색과 달리 시간상으로 상당히 여유가 있는 병이다. 암은 생각처럼 급속히 증식하거나 대부분 수개월 내 사망하는 병이 아니다. 심지어는 4기 이상의 암도 보통 6개월 이상 생존한다. 조기의 암은 잘못된 처방을 받지 않고 생활을 개선하는 것만으로도 대부분 자연스럽게 사라질 수 있다.

갑상선암 환자 가운데 최소 90% 이상은 암세포가 단 1g 내외인 조기의 암이다. 이들은 만성피로나 구토 · 메스꺼움 · 식욕부진과 같은 증상이 전혀 없는 건강한 상태다. 그 정도의 암은 그대로 유지되거나 줄어들거나 평균 두세 배 정도 커져도 생명에 영향을 주지 않을 뿐만 아니라 생활하는 데 특별한 문제가 되지 않는다. 그러한 상태에서 갑상선을 제거하는 것은 현명한 판단이 아니다.

갑상선암 확진을 받았다면 일단 수술을 미루고 암에 대한 충분한 지식을 습득하는 것이 우선이다. 그 이후 수술 여부를 결정해도 전혀 늦지 않다. 특히 수술이나 항암제 및 방사선과 같은 처방은 최후의 수단으로 선택해야 한다. 일단 장기를 제거하고 나면 장기기능이 떨어지는 것을 물론이고 원상복구를 할 수 없기 때문이다.

암 극복을 위해서는 다음의 원칙을 지키면 정보 부족에 따른 시행착오 혹은 피해를 막을 수 있다.

＊＊▶ 서두르지 마라.

암 확진을 받으면 의사로부터 "6개월 남았다, 1년 남았다." 혹은 "악성 암이다, 암이 급속하게 퍼질 것이다, 전이한다."는 말을 듣게 될 것이다. 두렵고 다급한 마음에 일단 수술부터 받고 본다.

그러나 수술을 받고 나면 이후 암 극복을 위해 선택할 수 있는 방법이 매우 제한적이며 그 자체로 건강에 큰 위협이 된다. 몇 개월 남았다거나 암이 급속하게 퍼진다는 말은 의사의 경험 혹은 일방적 주장이거나 극히 일부에 해당하는 말이다. 또 그것은 어디까지나 병원 치료를 받은 환자에 해당하는 주장이다.

수술이나 항암제와 같은 극약처방을 받지 않는 한 당장은 특별한 상황이 발생하지 않는다. 암 검진 이전에도 별문제 없이 살아왔듯 말이다. 급한 나머지 수술·항암제·방사선과 같은 극약 처방을 받으면 대부분 이전보다 건강이 크게 악화한다.

우리 몸은 일상생활에서 발생하는 문제들을 대부분 스스로 극복할 수 있는 능력이 있다. 주요 장기에 3기 이상의 암을 극복한 많은 사례가 이를 증명한다.

하지만 잘못된 처방을 받으면 회복 불능의 상태가 될 수 있다. 암 환자가 사망하는 이유는 특별한 처방을 받지 않아서가 아니다. 대부분 잘못된 처방으로 인해 사망하는 것이다. 치료 방법에 대한 결정을 절대 서둘러서는 안 된다는 얘기다.

필자에게 상담받은 환자 중 절반 이상이 아무런 지식이 없는 상태에서 수술이나 항암제 혹은 방사선을 받고 부작용을 극복하지 못해 사망한 사례가 상당수다. 물론 치료 도중 책을 접하고 나서 극약처방을 중단하고 건강을 회복한 사례도 적지 않다.

그렇다고 자연치유라고 해서 모두 도움이 되는 것은 아니다. 수술 대신 자연치유를 선택한 환자 중에도 병원 치료 못지않은 부작용을 경험한 환자도 적지 않다. 수술이나 항암제, 방사선처럼 부작용이 곧바로 나타나지 않아 문제의식조차 갖지 못하고 처방을 계속 받기 때문이다.

암 확진 후 극약처방을 받지 않은 환자라면 암의 본질을 공부한 후에 치료 방법을 결정해도 결코 늦지 않다. 일정부분 처방을 받았다고 해도 잘못된 처방임을 알았다면 조금이라도 빨리 중단하는 것이 현명하다.

▶ 전문가라고 맹신하지 마라.

대다수 암 환자는 자신이 받는 처방이 암을 극복하는 데 도움이 되는 처방인지의 여부를 판단하지 못한다. 의사를 믿고 지시를 따를 뿐이다. 환자들은 대부분 자신이 의사보다 암에 대하여 더 많이 아는 것을 불가능하다고 생각한다. 현대 의학적 관점에서 볼 때 암에 대하여 환자가 의사보다 더 많이 알기는 어려울 것이다. 그래서 자신이 받는 처방이 바른지의 여부를 알아보려고 하지 않고 의사에게 전적으로 맡긴다.

그러나 그 결과는 대부분 참혹하다. 근거는 암 확진 후 병원 치료(수술, 항암 ,방사선)를 받은 환자와 거부한 환자의 수명을 비교한 결과에 근거한다. 이에 대한 대규모 임상 결과는 없지만, 각종 매스컴에 나온 자료들을 가지고 분석한바 병원 치료를 거부한 환자의 수명이 23% 정도 더 길었다. 필자가 각종 방송을 통해 알려진 암에서 생존한(완치) 환자들만으로 비교한바 (수술 + 항암제) -> 항암제 -> 수술 -> 모든 치료거부 순으로 완치율이 높았다.

우리 몸에서 갑상선과 같은 장기는 없어서는 안 된다. 암이라는 이유만으로 섣불리 제거할 일이 아니다. 전문가의 처방이라는 이유만으로 맹신하고 맡기는 것은 매우 위험한 일이다. 어떤 처방이든 진정 자신을 살리는 처방인지 철저하게 알아보고 자신의 분명한 논리를 가지고 결정해야 한다.

** ▶ 두려움을 버려라.

독자 상담을 해보면 같은 처방을 받아도 암 치유가 잘되는 사람이 있는가 하면 그렇지 않은 사람이 있다. 그렇게 된 데에는 다양한 이유가 있지만 하나의 공통점이 있다. 소심한 사람은 암이 잘 치유되지 않는다는 것이다. 소심한 사람은 누군가로부터 죽을 것이라는 말을 들으면 떨쳐내지 못하고 마음속에 담아둔다. 그런 사람은 주치의로부터 "예후가 좋지 않은 암이다. 악성이다. 전이가 잘되는 암이다."라는 말을 들으면 그 말을 마음에 담고 두려움과 공포감을 가지고 죽음을 생각한다.

죽음에 대한 두려움을 가지면 백약이 무효다. 암에 대한 두려움을 버려야 암을 극복할 수 있다. 암에 대한 두려움을 극복하는 길은 암을 바로 아는 것이다.

** ▶ 부정적인 말을 잊어라.

대구에서 거주하는 70대 초반인 폐암 4기 환자(천영O 씨, 여)는 7개월간 항암제를 받던 중 필자의 책을 만났다. 책을 통해 자신도 암을 극복할 수 있다는 확신과 희망을 가지고 있었다. 이미 암이 다 나았다고 생각하고 생활한다는 것이다. 아픈 것도 사라졌다며 들떠 있었다. 환자는 긍정적인 내용만을 마음에 담아두려고 무척 애쓰고 있었다. 그런 자세는 매우 바람직하다. 그렇지만 오랜 기간 항암제를 받았기 때문에 머지않아 부작용이 나타날 것이 자명했다. 필자는 사실대로 말해줄 것인가를 두고 고민했다. 사실대로 말하면 두려움에 건강이 악화할 것이다. 그렇다고 사실과 다르게 희망적인 말을 해주면 이후에 필자의 주장이 틀렸다고 비난할 것이기에 난감한 상황이었다.

결국 필자가 아는 사실대로 설명했다. 그러자 환자는 절망한 듯 목소리가 무겁게 가라앉고 있었다. 사실대로 말한 것에 마음이 편치 않았다. 다음날 긍정적인 말을 해주려고 전화를 걸었다. 환자의 음성은 곧 죽음을 맞이한 사람처럼 힘이 없었다. "하루 종일 잠만 오고 여기저기 온몸이 아프고 입맛도 없고 걷는 것조차 어렵다. 내가 왜 이러느냐?"며 고통을 호소했다. 필자의 염려대로였다. "그보다 심한 사람도 극복한 사례가 많다. 걸을 수조차 없었던 혈액암, 폐암 환자가 살 수 있다는 희망을 가지고 노력하여 살아난 사례가 적지 않다."며 용기를 북돋아 주었다. 한동안 희망적인 말을 듣던 환자는 "이제 좀 살 것 같다."고 말했다.

환자는 어떤 말을 듣느냐에 따라 매우 큰 영향을 받는다. "당신은 몇 달 살지 못한다."라는 말을 들으면 그것이 오진이더라도 사망할 수 있다. 두려움으로 인해 몸에서 많은 활성산소가 발생하기 때문이다. 자신의 몸 상태를 바로 아는 것은 필요하다. 그러나 실제 이상으로 부정적인 생각이나 죽음에 대한 두려움을 가지면 건강이 크게 악화한다. 자신보다 더 위중한 암에서 생존한 사람이 있다는 사례들을 상기하며 긍정적인 생각을 해야 암을 극복하는 데 도움이 된다.

＊＊▶ 신념으로 접근하지 마라.

구충제 열풍이 불던 2019년에서 2020년 초, 필자는 구충제를 복용할 경우 어떤 부작용이 나타나는지에 대하여 여러 차례 유튜브에 영상을 게시했다. 구충제는 암세포 증식을 억제하기도 하지만, 대사 장애를 일으켜 건강을 악화시킬 뿐만 아니라 수명도 단축한다. 필자의 유튜브 동영상을 보고 많은 구독자가 필자를 향해 맹공을 퍼부었다. 그러나 논리적인 반박은 없었고 필자의 신상에 대하여 공격하거나 의학계와 결탁한 것이 아니냐는 반응이었다. 암 환자들이 구충제를 복용한 후 사망했지만, 그러한 사실에는 관심을 두지 않고 자신들의 신념을 관철하기 위한 주장만 폈다. 그중에는 구충제를 판매하는 사람도 있었지만 암 환자도 있었던 것으로 보인다. 자신이 믿고 있는 사실과 다르다는 이유만으로 공격하는 것이다.

최근 구충제 관련 유튜브 동영상을 보면 부작용을 겪고 있거나 사망하는 사례가 점점 늘어나고 있다. 심지어는 환자인 유명 유튜버들도 대부분 사망했다. 필자가 비난을 감수하면서 그들의 동영상을 인용하여 죽음의 신호임을 경고했지만, 구충제가 항암 치료에 효과가 있다고 주장하는 동영상에 찬사를 보내는 환자들이 적지 않다. 그러나 의학을 신념이나 신앙으로 접근하면 논리를 배제하게 되어 판단을 그르칠 수 있다.

✱✱▶ 암의 본질을 공부하라.

암 환자는 조급한 마음에 암에 관하여 공부하기보다는 암을 극복한 사람이 실천한 방법 그대로 따라 하려는 경향이 있다. 그래서 암 자연치유 사례를 소개하면 사례자의 연락처를 알려 달라는 독자가 적지 않다. 간절한 요청에 연락처를 알려주면 전화를 너무 많이 해서 상대방을 몹시 힘들게 한다. 그런 이유로 암을 스스로 완치한 사람들은 자신의 연락처가 노출되는 것을 몹시 꺼린다.

자연치유로 완치한 방법대로 따라 하면 일정부분 도움이 되는 것은 사실이다. 그러나 사람마다 암 발병 원인이 다르므로 효과를 보지 못하는 경우도 허다하다. 자신에 맞는 암 치료 방법을 찾아야 한다는 얘기다. 그것은 곧 자신 몸에 암이 왜 발병했는지를 아는 것이다. 암의 원인을 모르는 상태에서 치료 방법을 결정하는 것은 서울로 가야 하는데 동서남북을 분간하지 못하고 그저 속도만 빠른 교통수단을 이용하는 것과 같다.

일부 갑상선암 환자에게는 수술이 필요한 경우도 있지만, 대부분은 생존이라는 목적지와는 정반대로 가는 방법이다. 치료 목적과는 반대 방향이라면 속도가 빠르면 빠를수록 목적지와는 점점 멀어질 뿐이다. 이러한 사실을 인지하지 못하면 생명을 잃거나 삶의 질이 떨어진 삶을 살게 된다.

전자제품이나 집을 구입할 때도 아주 꼼꼼히 따져보고 구입한다. 그런 사람이 정작 생명이 달린 문제에 대하여 전혀 공부하지 않는다는 것은 참으로 무책임한 일이 아닐 수 없다. 암에서 생존하려면 암에 대하여 본질적이고도 깊이 있는 공부를 해야 한다.

** ▶ 스스로 치유하라.

대다수 암 환자들이 오해하는 것이 있다. 암을 극복하려면 뭔가 특별하고 대단한 것을 해야 한다고 생각한다. 그래서 가산을 탕진할 각오까지 하면서 전문가의 도움을 받는다. 그러나 다른 사람의 도움을 받아 암을 극복하려고 하면 대부분 실패한다.

가족이나 다른 사람과의 관계에서 발생하는 스트레스나 증오, 금연이나 금주를 다른 사람이 대신해 줄 수 없다. 적절한 운동, 양질의 염분과 물을 충분히 섭취하거나 설탕 및 포화지방 섭취를 줄이는 것, 실내 환기나 가스레인지 사용금지 등 각자가 바꿔야 할 섭생을 다른 사람이 대신해 줄 수 없기 때문이다. 암을 극복할 수 있다는 믿음, 암에 대한 두려움을 극복하는 것도 반드시 본인이 실천해야 한다.

울산에 사는 박정O(여, 74세)씨는 위암 4기 진단을 받았다. 서울대학병원에서 수술이 불가능하고 항암제를 받아야 한다는 말을 듣고 절망에 빠져 있었다. 마침 2013년 초 분당에서 개최한 필자의 강좌에 따님 두 분이 환자인 어머니를 모시고 참석하였다. 필자의 '**암 산소에 답이 있다**' 책을 두 따님이 읽고 참석한 것이다. 두 따님은 책을 20번이나 정독했다고 한다. 책 내용을 거의 완벽하게 소화하고 이해한 내용을 바탕으로 실천해서 8개월여 만에 환자의 몸에서 위암이 흔적도 없이 사라졌다.

경상북도 문경에 사는 이금O(68세, 여), 2013년부터 피곤하고 체온이 너무 낮아 늘 걱정이었다. 2017년 2월 8일 병원 진단 결과 유방암 1~2기 및 신장암 진단을 받았다. 수간호사 출신인 그녀는 병원 처방에 근본적으로 문제가 있다는 사실을 알았기에 수술과 항암을 하지 않기로 마음먹었다. 나름 아는 지식을 총동원하여 적용했지만, 두통과 어지럼증이 심해져 늘 진통제를 계속 복용하는 등 시행착오를 겪었다. 고심하던 중 마침 출간된 '**유방암 수술·항암 없이 완치할 수 있다**' 책을 읽고 자신이 왜 유방암에 걸렸는지 알게 되었다. 이후 필자의 다른 책들을 모두 정독하고 이를 자신의 의학

지식에 응용하여 암 치유의 본질을 알게 되었다고 한다.

그녀는 어떻게 하면 세포에 충분한 산소를 공급할 수 있는지를 알게 되었다. 창문을 닫고 잠자던 습관을 외부로부터 많은 산소를 공급받기 위해 바꾸고, 산소를 세포까지 잘 전달할 수 있는 몸 만들기, 식단 관리, 스트레스 관리 등 자신만의 암 치료방법을 실천했다. 그러자 한 달도 안 되어 체온이 정상으로 회복되었고 바늘로 찌르는 것 같은 유방통, 두통, 어지럼증도 모두 사라졌다. 이후 몇 차례 통화했는데 여전히 건강하고 주변을 다니며 암 치유 전도사로 활동하고 있다고 말했다.

▶ 부작용이 나타나면 즉시 중단하라.

암 확진을 받으면 치유할 방법을 찾아야 하는 것은 분명한 사실이다. 그 방법은 암에 대한 바른 지식을 바탕으로 암의 원인을 제거하는 처방이어야 한다. 그러나 안타깝게도 암을 촉진하는 처방을 받는 경우가 대단히 많다. 처방받은 후에 나타나는 증상을 보면 알 수 있다. 문제는 건강이 악화해도 중단하지 않는 경우가 적지 않다는 것이다.

악화 혹은 호전반응은 증상으로 판단할 수 있다. 악화반응에는 통증, 피로, 불면증, 면역 저하, 식욕부진, 구토, 메스꺼움 등이 있다. 이러한 증상은 인체에서 산소가 부족하여 위험을 알리는 신호다. 이런 반응이 나타나는 처방은 즉시 중단해야 한다. 중단하는 것만으로 이전의 건강 상태를 회복할 수 있다.

대구에 거주하는 한 독자(추교O)가 어머니의 폐암에 대하여 전화 상담을 요청했다. 그는 필자가 설명한 내용을 잘 이해하고 받아들였다. 그러나 그것으로 부족했는지 어머니를 모시고 직접 필자를 찾아왔다. 아드님은 암에 대하여 이런저런 많은 지식을 알고 있었다. 그러나 어떤 것이 바른 정보인지의 여부를 제대로 정리하지 못해 많은 혼란을 겪고 있었다.

환자는 폐암 초기 진단 후 수술을 거부하고 경주의 한 자연치유 센터에서 약을 처방 받았다. 그런데 처방받은 약을 먹은 후 몸이 점점 나빠졌다. 약 복용 후 구토, 두통, 면역 저하, 식욕부진 등이 나타난 것이다. 이러한 증상은 모두 산소가 부족할 때 나타나는 증상이다.

그러나 주치의는 그러한 증상을 호전반응이라며 계속 복용하라고 했다고 한다. 어떤 약인지 설명을 들었느냐고 묻자 "약의 내용물에 대하여 전혀 설명을 듣지 못다."고 말했다. 주치의가 방송에도 출연한 바 있는 유명한 의사라는 사실 때문에 믿고 맹신한 것이다.

아드님은 어머니의 병세가 악화한 것이 치유센터에서 잘못된 처방을 받기 때문임을 알게 되었다. 처음에는 아무 증상도 없었는데, 치유센터에서 처방해 준 약을 먹은 이후부터 몸이 악화한 사실을 깨달은 것이다. 환자는 곧바로 복용하던 약을 중단하겠다고 말했다.

이후 약을 중단한 것만으로도 건강이 많이 회복되었다고 전해왔다. 최근 통화할 일이 있었는데 여전히 건강하다고 말했다. 부작용을 인지하고 약을 중단하여 피해를 줄일 수 있었던 사례다.

독자 상담을 해보면 이런 환자가 부지기수다. 상황이 거의 유사하다. 그들이 받은 처방 중에는 일부 맞는 것도 있지만 예외 없이 잘못된 처방이 포함되어 있다. 잘못된 처방임을 알았다면 즉시 중단해야 억울한 일을 당하지 않는다.

** ▶ 호전반응이 나타나면 계속하라.

약을 복용한 후 식욕 회복, 원기 회복, 몸이 가벼워짐, 숙면, 통증 해소 등의 증상이 나타나면 산소가 잘 공급되고 있다는 신호다. 이러한 증상은 인체가 살아나는 신호다. 이러한 호전반응이 나타나는 처방은 몸에 맞는 처방이다.

이상에서 언급한 호전반응과 악화반응을 정리하면 다음과 같다.

호전반응과 악화반응

구분	호전반응	악화반응
특징	통증 해소, 식욕 증진	두통, 어지럼증, 식욕 부진
	피로 해소, 면역 증강	전신피로, 면역 저하
	소화 증진, 숙면	소화불량, 불면증, 졸음, 하품
	체온 상승	체온 저하
이유	산소 공급량 증가	산소 결핍

암 자연 치유할 때 점검할 사항

◈ 암 자연치유는 대부분 스스로 해야 하지만, 자연치유 센터의 도움을 받아야 한다면 다음 사항을 확인해야 한다.

첫째, 어떤 약재를 사용했는지를 확인하라.

어떤 약재를 사용했는지 모르는 상태에서는 몸에 이로운지 혹은 해로운지 알 수 없다. 만약 약재에 대한 정보를 공개하지 않는다면 암 치유 효과가 없거나 약값이 지나치게 비쌀 가능성이 높다. 검증된 식품이나 약재가 아니라면 신중하게 접근해야 한다.

둘째, 호전반응 여부를 확인하라.

약을 복용하면 몸에서 호전반응이나 악화반응이 나타난다. 약을 복용한 후에는 호전반응이 나타나야 한다. 호전반응이란 약 복용 후 몸에서 나타나는 긍정적인 변화를 말한다. 호전반응은 보통 일주일에서 보름이면 나타난다. 호전반응이 나타나지 않는다면 효과가 없다는 얘기다.

셋째, 부작용(악화반응)이 나타나면 즉시 중단하라.

구충제 항암 논란이 한창일 때 몇몇 환자 유튜버의 방송을 본 일이 있다. 그들 중에는 구충제를 복용한 후 이런저런 부작용 체험담을 말했다. 구충제를 판매하는 유튜버들은 환자들이 고통을 호소하면 '명현반응이니 걱정하지 말고 계속 복용하거나 잠시 복용을 중단했다가 다시 복용하라."고 주장한다. 일부 유튜버는 구충제로 인해 기생충 사체가 축적된 결과라고 주장한다.

그러나 그것은 매우 위험하고도 잘못된 주장이다. 어지럼증, 구토, 메스꺼움, 만성피로 등은 산소가 부족해져 나타나는 증상으로 인체가 위험에 처했다는 신호다. 그런 증상을 무시하고 계속 복용하면 결국 목숨을 잃게 된다. 구충제를 복용하고 사망한 이유는 모두 그러한 증상을 무시한 결과였다.

일부 암 전문의나 유튜버들은 수십 년 동안 복용해 온 구충제라는 이유만으로 안전성이 검증되었다고 주장하지만, 그것은 구충 목적으로 3일 내외 복용할 경우에 한하여 안전성이 보증되는 것이다. 구충제를 항암 목적으로 복용할 경우 평생 복용해야 하는데, 그에 대한 안전성은 전혀 검증되지 않았다.

실시간 유튜브 생방송에 출연하여 구충제 복용 후 폐·심장에 물이 차는 부작용으로 내원한 수백 명의 암 환자에게 해독제를 처방해 준 일이 있다고 말한 의사도 있었다. 그만큼 많은 암 환자들이 구충제로 인한 피해를 받고 있다는 얘기다.

대다수 유튜버들은 부작용을 명현반응으로 오해하여 계속 복용할 것을 권한다. 부작용을 명현반응으로 오해하여 계속 처방받으면 건강이 악화할 뿐만 아니라 바른 처방을 받을 수 있는 기회를 놓치게 된다. 실제 그러한 처방을 받고 회복 불능 상태가 되는 사례가 대단히 많다.

부작용이 나타나면 지체 없이 중단해야 돈 주고 건강을 잃는 억울한 일을 면할 수 있다. (호전반응에 대하여는 '암 걸을 힘만 있으면 극복할 수 있다' 책을, 식약재의 호전반응과 악화반응에 대하여는 '암 산소에 답이 있다' 책의 '산소결핍 상태를 아는 방법' 편 참고 바란다)

넷째, 일부 공개하지 않은 성분이 없는지 확인해야 한다.

국내의 한 건강보조식품 회사에서 만든 고혈압 치료 약재를 먹은 사람들이 사망한 사건이 발생했다. 이 약은 건강에 좋다고 알려진 몇 가지 약재에 초오를 넣어 제조한 것이다.

초오는 예로부터 사약으로 사용할 만큼 독성이 강한 약초다. 심장의 힘을 약화하여 혈압을 높일 수 없게 하는 성분이다. 심장의 힘을 지나치게 약화하면 심부전으로 사망할 수 있다.

당시 이 제품 판매사는 자신들의 약재에 초오라는 독초를 넣은 사실을 숨겼다. 사망사건 이후 관계기관에서 성분을 분석한 결과 초오가 들어 있음이 밝혀진 것이다. 성분에 표기되지 않은 재료가 있는지를 확인해야 피해를 당하지 않을 수 있다.

다섯째, 상식적으로 이해가 되지 않는 설명을 조심하라.

약재에 대한 기전을 바르게 알고 있다면 설명을 어렵게 할 이유가 없다. 기전에 대한 설명이 이해되지 않는다면 설명하는 사람 본인도 제대로 모른다고 보면 된다. 기전을 모르면 해로운 약일 가능성이 있으므로 복용하기 전에 신중하게 결정해야 한다.

바른 처방인지를 판단하는 방법

◈ 암을 극복하려면 원인을 치유해야 한다. 원인 치유를 하려면 암에 대하여 바른 지식을 가지고 있어야 한다.

자신이 받는 처방에 대하여 확인할 사항은,

첫째, 암의 원인을 알고 처방하는지 질문하라.

환자는 의사에게 질문하는 것을 어렵게 생각하는 경향이 있다. 그러나 잘못된 처방을 피하기 위해서는 자신의 질병에 대하여 적극적으로 질문해야 한다. 만약 주치의가 "원인을 모른다, 알 수 없다."라고 말한다면 그는 암을 제거할 수 있을지는 모르나 환자를 살리지 못한다고 보면 된다.

원인을 모르는 상태에서 치료한다면 어떤 결과가 나타날지 알 수 없을 뿐만 아니라 부작용이 나타나도 이유는 물론 의미조차 알 수 없다. 대다수 치료자는(의사, 대체의학자) 부작용이 나타나도 호전반응이라며 참으라고 말한다. 유명한 암 전문의들에게 항암제 부작용을 호소해 보라. 항암제란 그런 것이니 끝까지 잘 참으라고 말하는 것이 전부다. 그러한 처방을 계속 받을 경우 결국 사망한다. 독자 중에도 그러한 처방을 중단하지 않아 사망한 사례가 다수 있었다.

둘째, 부작용 여부를 질문하라.

수년 전 채널A 이영돈 피디의 '암 논리로 풀다'에 출연한 일본의 암 환자가 있었다. 그녀는 항암제 복용 후 구토와 두통과 함께 발톱이 빠지는 증상이 나타났는데도 그 증상을 암이 치료되는 과정이라며 계속하여 항암제를 받겠다고 말했다. 그러나 그것은 항암제 독성으로 인한 산소부족을 알리는 증상이다. 부작용이 나타나는데도 불구하고 중단하지 않으면 사망할 수밖에 없다. 대다수 암환자들은 그녀와 같은 생각으로 항암제를 받고 있다.

필자의 지인 사례다. 그는 뇌종양 수술에 이어 방사선 및 항암치료를 수년간 받았다. 치료 후 좋아졌다는 의사의 말을 믿고 계속하여 치료받고 있었다. 방사선과 항암을 절대 받으면 안 된다고 강권했지만, 필자의 권유를 듣지 않았다. 의사로부터 "신기하게도 다른 사람은 다 부작용으로 고통받는데, 당신만은 항암제가 잘 듣는다. 잘 참고 항암치료를 열심히 받아줘서 고맙다."는 말을 듣기까지 했다. 필자가 그의 주치의를 만났을 때도 의사는 같은 말을 했다. 환자는 의사의 말을 100% 신뢰하고 있었다.

항암제를 받으면 수년 후 돌이킬 수 없는 심각한 상황에 직면한다고 알려주었다. 필자의 집요한 설득에 그는 항암제의 문제점을 어느 정도 이해하는 것 같았다. 그가 주치의에게 항암제 부작용이 우려된다고 했더니 "다른 사람은 모두 부작용이 심한데 당신은 정말 대단하다. 계속 받으면 나을 수 있다."고 말했다는 것이다. 주치의가 암이 줄어든 사진을 보여 주면서 희망적인 말을 하니 그는 믿고 따를 수밖에 없었을 것이다.

그러나 "다른 사람은 부작용이 심한데 당신만 잘 듣는다."는 의사의 말을 곱씹어 보면 항암제를 받으면 안 된다는 사실을 알 수 있다. 그럼에도 불구하고 의사의 처방을 따르다가 항암제에 이어 방사선 치료까지 수년간 받고 전신에 암이 퍼져 결국 사망하고 말았다. 만약 의사에게 자신이 받는 처방에 대하여 의문이 풀릴 때까지 질문했다면 결과는 달라졌을 것이다.

셋째, 정상세포에 미치는 영향을 질문하라.

암 전문의나 환자들은 암세포에만 집중한다. 암이 줄어들었느냐 혹은 커졌느냐에 관심을 둔다는 얘기다. 그러나 정작 관심을 가져야 할 것은 암세포보다 수천 배 큰 정상세포다. 단 몇 그램의 암세포를 제거하려다가 수천 그램의 정상세포가 다친다는 사실을 간과해서는 안 된다. 자신이 받는 치료가 몸에 어떤 영향을 주는지를 반드시 질문해 보아야 한다.

갑상선암 확진자 대부분은 암이 아니다

◇ 필자는 갑상선암 진단을 받은 환자들 대부분 암이 아니라고 판단한다. 이에 대하여 암 전문의가 진단한 것을 두고 '암이다. 아니다' 라며 왈가왈부하는 것은 무모한 주장이라고 생각할 것이다. 그러나 이런 주장을 하는 데에는 나름의 이유가 있다.

그 논거는 다음과 같다.

첫째, 판단 기준이 의사마다 다르다.

모든 암이 그러하지만, 특히 갑상선암은 '암이다, 아니다.' 를 두고 논란이 매우 많다. 동일한 환자를 두고 각각 다른 판정을 내린다는 것이다. 의사마다 판단 기준이 다르다는 것은 암이 아닌데 암으로 판정하는 경우가 많다는 사실을 의미한다.

둘째, 결절을 암으로 판단한다.

의사들은 단순 결절을 두고 "암이다, 아니다." 혹은 "수술해야 한다, 하지 말라."며 논쟁을 계속해 왔다. 갑상선 결절을 암으로 보고 수술하는 의사가 많다는 얘기다.

실제로 상당수 의사는 단순 결절과 암을 정확히 구분하지 않는다. 즉 갑상선암 확진자 중 상당수는 갑상선암이 아니라는 얘기다.

셋째, 갑상선암 환자는 대부분 무증상이다.

암은 만성적인 산소 부족으로 인해 발병한다. 산소가 부족하면 몸에서 신호를 보낸다. 그것이 통증이다. 그런데 갑상선암 진단을 받은 환자 중 90% 이상은 무증상이다. 증상조차 없는 경우 과거엔 암으로 판정하지 않았다. 현재 암 판정을 받는 환자들의 경우 암일 가능성이 매우 희박하다는 얘기다.

넷째, 제거하지 않아도 대부분 문제가 되지 않는다.

책의 앞부분에서 언급한 것처럼 갑상선암 진단을 받은 후 수술을 거부하고 수년이 지났어도 전혀 문제가 되지 않는 환자가 적지 않다. 2014년 갑상선암 수술 환자 수가 35%(15,000명) 줄었지만 아무런 문제가 일어나지 않았다. 이것은 그들 대다수는 암이 아니었음을 의미한다.

그렇다면 수술을 받은 나머지 28,000명 또한 다르지 않다고 봐야 한다. 다시 말해서 매년 확진되는 43,000명 대다수가 실제로는 암이 아닐 가능성이 높다.

다섯째, 갑상선암은 대부분 증식하지 않거나 증식이 매우 느리다.

암은 두 배 커지는 데 평균적으로 8년 걸린다는 것이 일본의 한 암 전문의의 분석이 있다. 특히 갑상선암은 상대적으로 증식이 매우 느리다. 그래서 갑상선암을 거북이암 혹은 순한 암이라고 말하는 전문의도 있다. 증상이 없을 경우 그대로 방치해도 별문제 되지 않는다는 것이 필자의 판단이다.

갑상선암 수술 여부 판단 기준

◈ 최근에는 정기검진을 통해 암을 발견하는 경우가 대부분이지만, 과거에는 주로 통증 때문에 병원을 찾았다가 암을 발견했다. 통증을 일으키는 조직이 단단하게 뭉쳐있다고 하여 암癌이라는 병명이 붙었다.

통증을 없애기 위해 수술이나 항암제·방사선요법으로 암을 제거하지만 이러한 방법으로는 대부분 암이 재발한다. 수술로는 소기의 목적을 달성할 수 없다. 그렇다고 수술을 절대 받지 말라는 얘기가 아니다. 부작용을 감수하고도 수술을 고려해야 할 경우가 있다.

수술을 고려해야 할 경우는,

첫째, 갑상선암이 성대나 기도를 누르면 수술을 고려해야 한다.

기도를 누를 경우 호흡은 물론 음식을 먹는데도 지장이 있다. 호흡에 영향을 미치면 폐·간·위장 등 다른 장기에서도 암이 발병할 수 있다. 이런 경우에는 수술을 적극적으로 고려해야 한다. 그러나 실제로 갑상선암 환자 중 이에 해당하는 경우는 극히 드물다.

둘째, 통증을 견디기 어려운 경우 수술을 고려한다.

암은 대부분 통증을 유발한다. 통증으로 인한 스트레스는 활성 산소를 발생케 하고 면역력을 떨어뜨려 암 발병의 요인이 된다. 극심한 통증이 지속된다면 수술을 고려해야 한다.

셋째, 외관상 보기에 좋지 않은 경우에는 수술을 고려한다.

암 조직이 커져서 외관상 보기에 흉하다면 수술을 고려할 필요가 있다. 이때 수술을 받으면 혈관이 절단되어 혈류장애로 산소 공급이 원활하지 못하여 수술 주변 조직에서 암이 발병할 수 있다는 사실을 간과해선 안 된다. 독자 중에도 유방암 · 폐암으로 상담받은 환자의 경우 갑상선 절제 수술을 받은 환자가 상당수 있었다. 갑상선 조직을 제거한 영향으로 볼 수 있다.

암 자연치유 6원칙

◈ 암 확진을 받으면 기본적으로 병원 처방을 받지만, 그 외 책이나 인터넷·유튜브 등을 통해 필요한 정보를 찾는다. 이때 자신의 암 치료방법에 대한 올바른 기준(방향)을 정하지 않으면 암이 악화하는 경우도 있다. 나름 최선의 방법을 선택하지만 많은 경우 피해를 당한다. 상당수는 되돌릴 수 없는 상황에서 잘못된 처방임을 알고 후회한다. 일단 잘못된 처방으로 인한 피해를 받고 나면 암을 극복하는 데 매우 큰 장애가 된다. 암에 대하여 충분히 공부한 다음 치료에 임해야 시행착오를 줄일 수 있다.

▶ 인체 환경을 개선하라.

대부분 어디가 아파 병원에 갔다가 무슨 암이라는 진단을 받는다. 위가 아프면 위암, 간이 아프면 간암, 머리가 아프면 뇌종양을 진단받게 된다. 그러나 아픈 부위와 전혀 다른 장기에서 암이 발견되는 경우도 적지 않다. 예를 들면 다리가 아파 병원에 갔는데 폐암이나 위암 진단을 받는 경우도 있다. 이런 경우 증상이 없는 암이라는 말을 듣는다.

그렇다면 다리가 아픈데 폐암이나 위암이 발견되는 이유는 무엇일까? 다리가 아픈 이유는 다리 부위의 근육에 산소가 공급되지 않기 때문이다. 그런 사람은 폐나 위와 같은 다른 장기에도 산소가 결핍되었을 가능성이 농후하다. 폐나 위암이 발병할 수 있다. 몸 전체가 유기적으로 암 발병 환경과 연관되어 있다는 얘기다. 당연히 몸에 산소가 잘 공급되도록 조처해야 한다.

그러나 병원에서는 원인에 대한 처방을 하지 않고 수술이나 항암제, 방사선요법을 통해 암세포를 제거한다. 이러한 방법으로 일단 암세포를 제거할 수는 있다. 의사나 환자는 치료 과정에서 암세포가 더 커지지 않거나 줄어들었거나 없어지면 치료 효과가 좋다며 암 극복에 대한 희망을 갖는다. 그리고 마침내 암세포가 없어지고 5년간 재발하지 않으면 완치 판정을 한다. 대개 여기까지가 가장 이상적인 암 치료 과정이다.

그렇다면 과연 이런 과정을 통해 암세포가 없어지면 성공적인 암 치료라고 할 수 있을까? 안타깝게도 이것은 암을 치료하는 것일 뿐 암을 치유하는 것이 아니다. 치료는 재발이 전제되는 처방이다. 암을 치료한 후 2년 이내에 약 60%가량 재발한다. 재발하는 이유는 암세포를 제거하기만 했지, 암이 발병한 인체 환경을 개선하지 않은 탓이다.

저명한 의사(암 연구소장)가 필자의 책을 보고 전화를 걸어와 암이 줄어드는 것과 없어지는 것은 의미가 다르다며 자연치유로 암이 줄어드는 것을 치료로 오해하지 말라고 말했다. 그는 자연치유를 통해 암이 조금씩 줄어드는 것 보다 외부적인 힘을 가해 암을 완전히 제거(관해) 하는 것에 더 큰 가치를 두고 있었다.

하지만 그의 주장은 암 치유의 원리를 모르고 하는 말이다. 암은 더 커지느냐 작아지느냐의 여부가 중요한 것이 아니다. 물리적인 방법으로 암을 제거했느냐, 아니면 자연적으로 암이 줄어드느냐가 더 중요하다. 수술과 같은 외부적인 요법으로 암을 제거하는 것은 암 치유와 전혀 무관하다. 그저 산소결핍으로 인한 유전자 변이 세포 몇 그램을 제거한 것에 불과하다.

몇 그램의 변이 세포가 줄어들었느냐의 여부는 생명과 별 상관이 없다. 다른 조직에 전혀 나쁜 영향을 주지 않고 암세포만 완벽하게 제거한다고 해도 암을 극복하는 것과 무관하다. 만약 나머지 인체 환경을 그대로 둔 상태에서 암세포만 완벽하게 제거할 경우 암이 재발하는 것은 시간문제다.

진정한 암 치유는 짧게는 6개월에서 2년 이상에 걸쳐 점진적으로 이루어진다. 암이 조금이라도 줄어들었다면 그것은 분명 이전보다 좋아지고 있는 것이다. 암이 더 커지지도 않고 작아지지 않앇더라도 컨디션이 좋아졌다면 암세포 주변 환경이 암을 치유하는 상태 즉, 산소결핍이 해소되는 과정이다. 암이 완전히 없어지지 않았다고 해도 실망할 일이 아니다. 암 환자 중 건강이 회복되어 활기차게 생활하고 있는 사람들을 대상으로 조사해 보면 암세포가 깨끗이 없어진 경우도 있지만, 조금 줄어들었거나 그대로인 경우도 적지 않다.

암을 치유하려면 암세포의 크기 자체보다 암이 발병하지 않도록 인체 내부 환경을 바꾸는 것이 중요하다.

▶ 공포마케팅에 속지마라.

필자는 암 자체보다 암이라는 사실 때문에 갖는 공포감이 더 위험하다고 생각한다. 멀쩡하던 사람이 암 확진을 받고 곧바로 중환자가 되는 이유도 공포감 때문이다. 아주 건강한 사람이 공포감으로 인해 단 며칠 만에 사망하는 사례를 본 일도 있다. 환자들이 암에 대한 공포감을 갖게 되는 이유는 죽을 수 있다는 의사의 말 때문이다.

갑상선암을 수술 받으면 100% 5년을 생존한다. 갑상선암은 병기와 관계없이 모두 100% 생존한다는 것이다. 그러나 전체 갑상선암의 1%에 해당하는 미분화암의 경우는 생존 기간이 6개월에 불과한 것으로 알려졌다. 갑상선암 전문의들은 갑상선암의 90%에 해당하는 "분화암(유두암, 여포암)을 오래 방치할 경우 분화의 방향이 역전되어 미분화암(역분화 암, 역형성암)으로 바뀐다."고 주장한다. 이는 갑상선암을 수술받지 않고 방치하면 수명이 6개월로 단축된다는 의미다.

그러나 필자는 갑상선암 전문의들의 주장에 동의할 수 없다. 전술한 바와 같이 2014년 갑상선암 과잉진단 논란 직후 당해 연도에 15,000명의 갑상선암 환자가 수술을 거부했다. 병원 치료를 받지 않은 것을 방치한 것이라고 본다면 그들 중 상당수가 역분화 암으로 진행되어 6개월 내 사망했어야 한다. 그러나 그들 중 사망 사례가 보고된 바 없다. (99.9% 가 생존)

갑상선암은 순한 암이지만, 방치하면 생존율이 40%로 낮아진다고 주장하는 전문의도 있다. 그러나 갑상선암 수술을 받지 않으면 몇 퍼센트가 사망하는지에 대한 구체적 통계가 없는 일방적 주장에 불과하다. 수술받지 않으면 생존율이 100.4%에서 40%로 떨어진다는 주장은 근거가 없다는 얘기다. 그런 방법으로 공포감을 조성하는 것 또한 전형적인 공포마케팅에 해당한다.

＊＊▶ 극약처방을 피하라.

암 환자 대다수는 일단 수술받고 항암 혹은 방사선을 받는다. 암을 극복하기 위해 이러한 치료를 받지만 안타깝게도 많은 경우 암이 재발하거나 사망할 수도 있다. 암 전문의들은 이를 잘 알고 있을 것이다. 의사들은 "그렇다고 방치할 수 없지 않으냐, 그게 최선의 방법이기 때문에 선택의 여지가 없다."고 말한다.

하지만 정작 의사들은 자신이 암에 걸릴 경우 항암제를 받지 않겠다고 한다. 국내 의사들에 대한 통계는 없지만 일본 의사들을 대상으로 설문조사를 한 결과 자신이 암에 걸릴 경우 항암제를 받겠다고 말한 의사는 단 0.3%에 불과했다. 그러나 환자에게는 항암제를 사용하겠다는 충격적인 사실이 알려졌다.

독자 상담을 해 보면 항암 혹은 방사선을 받은 환자들의 예후가 매우 좋지 않았다. 항암을 받은 후 생존한 사례는 극히 드물었다. 그러나 수술받고도 항암제를 피한 환자 중에는 생존한 환자가 상당히 많다. 항암제(극약)를 받았는지의 여부에 따라 생사가 결정된다는 사실을 알 수 있다.

오해하지 말아야 할 것은 현대의학과 다른 방법으로 치료하는 것만으로 암을 완치할 수 있는 것이 아니라는 것이다. 소위 대체의학자에게 처방받을 경우에는 더욱 세심한 주의가 필요하다. 대체의학에서 처방하는 방법 중에도 극약 처방이 적지 않기 때문이다. 대체의학을 한다는 곳에서 이런저런 처방을 받고 몸이 악화한 경우는 대부분 극약처방을 하기 때문이다. 그들이 어떤 처방을 받았는지를 정확하게 알지 못해 그 기전을 말할 수 없지만, 그들이 받은 처방이 극약처방인지의 여부를 알 수 있는 방법이 있다. 약을 복용한 이후의 반응을 통해 판단할 수 있다.

독자 상담을 해보면 대체의학자들은 환자의 병이 악화하는데도 호전반응으로 오해하여 계속 처방한다. 환자들은 죽음 직전까지도 자신이 받은 처방이 독이라는 사실을 인지하지 못한다. 잘못된 처방을 받고 생명이 위독한 상태에서 필자에게 상담받고 생존한 다수의 사례가 있다. 그들에게 필자가 제시한 방법은 잘못된 처방을 중단할 것과 잘못된 생활 습관을 바꾸도록 알려준 것이 전부다. 아무리 좋은 약이라도 극약 처방을 병행하면 극약으로 인해 반드시 해를 받는다. 천하의 명약인 산삼을 먹으면서 독약을 함께 복용하면 독약으로 인해 해를 받는 것과 같은 이치다.

** ▶ 가족 간 정보를 공유하라.
암을 치료하는 방법은 병원 처방과 대체의학, 자연 의학 등 다양하다. 분야별로 치료 방법이 극명하게 다르기 때문에 어떤 방법을 선택할 것인가를 두고 고민을 할 수밖에 없다. 경우에 따라 암을 극복하는 것보다 가족 간 갈등이 더 심각한 경우도 있다. 현대 의학적 방법을 선택할 것인가 아니면 자연치유를 할 것인가를 두고 의견 대립이 있을 경우 심한 갈등을 겪기도 한다.

몇몇 사례를 들어보자. 2018년 부산에 사는 유방암 환자(여, 김OO. 40대 후반) 사례다. 유방암 진단을 받고 의사의 권유대로 곧바로 유방절제 수술을 받았다. 이후 항암을 받기로 되어 있었으나 인터넷 등에서 항암제 부작용에 대한 정보를 접하고 고민에 빠졌다.

그러던 중 필자의 유방암 책을 만났다. 항암제만큼은 절대로 받지 않겠다고 결심했다. 그러나 항암제를 받아야 한다는 남편을 비롯한 가족들의 강요에 심적 고통이 이루 말할 수 없었다. 환자 본인은 항암제를 받으면 온몸에 암이 퍼져 죽게 된다는 생각을 하고 있는데, 남편은 그 반대의 주장을 하기 때문이다.

항암치료 여부를 두고 가족 간의 갈등이 큰 스트레스가 되어 건강이 날로 악화했다. 살기 위해서 이혼 결심까지 했지만, 자녀가 대학생, 고등학생이라 그 또한 쉬운 일이 아니었다.

환자는 남편을 설득해 달라고 전화로 통사정했다. 그래서 "남편이 직접 책을 읽어 보면 이해할 수 있을 것"이라고 했지만, "우리 남편은 유방암 책을 쓴 저자에게 몹시 화가 난 상태다. 절대 보지 않을 것"이라고 말했다. 필자는 남편의 심정을 충분히 이해할 수 있었다. 그래도 달리 방법이 없다고 생각하고 "남편이 전화해 오면 설명해 주겠다."고 했지만, 남편은 필자와의 통화마저 거절했다고 한다. 항암제를 받고 고통을 받던지, 이혼하든지, 아니면 남편과 끝없는 갈등 속에 살아야 하는 상황이었다.

대면 상담을 원해서 강좌를 개설해 보겠으니 남편과 함께 참석하라고 했다. 강좌를 통해 자연스럽게 남편을 설득하기 위함이었다. 그래서 긴급하게 강좌 개설을 결정하고 또 다른 수강 참석자들의 신청도 받았다.

그런데 강좌 당일 아침에 참석할 수 없다는 연락이 왔다. 남편이 "강좌를 듣는 조건으로 항암제를 받겠다는 약속을 하라."고 요구한다는 것이다. 그녀는 "항암제를 받는 조건이라면 강좌에 참석할 이유가 없다."며 불참 의사를 밝혔다. 그래서 "남편이 강좌를 듣는다면 항암을 받겠다고 거짓말이라도 하고 모시고 오라."고 했다. 그녀는 차라리 이혼하고 말지 거짓말은 하지 않겠다고 했다. 더는 방법이 없었다. 다른 신청자만을 대상으로 강좌를 진행할 수밖에 없었다.

강좌 시작 한 시간 전쯤 강의를 들으려고 부산에서 출발하여 오는 중이라고 다시 전화가 왔다. 혹세무민을 당하지 않기 위해 시누이도 함께 참석한다고 했다.

시간이 되어 참석자들 간에 간단한 인사를 나누고 강의를 시작했다. 강의를 시작하자마자 사례자의 시누이가 "물어볼 게 있다. 의사도 아닌데 어떻게 이런 걸 알았느냐, 병원 처방과는 정반대인데 그걸 어떻게 믿느냐, 그러한 주장을 하는 근거와 방법에 대해 알게 된 과정을 설명하라."고 했다.

초반부터 공격적인 질문을 하여 몹시 긴장된 분위기가 되었다. 강좌 내용 보다 필자의 프로필에 관심이 더 많은 듯이 보였다. 필자가 간략하게 배경을 설명했지만, 전혀 납득하는 표정이 아니었다. 그래서 이왕 오셨으니 내용을 들어보고 판단하라고 말했다. 신경이 쓰였지만 유사한 사례가 종종 있었고 강의를 들은 후에는 참석자 대부분이 생각을 바꾸었기에 그분도 바뀔 것으로 확신하고 강의를 진행했다.

다행히 다른 참석자들은 질문도 하고 서로 웃어가면서 강의 내용에 대하여 각자의 질문과 의견을 나누었다. 하지만 그녀의 남편은 강좌가 거의 끝날 때까지 초지일관 경계하는 표정이었다.

그녀도 남편의 표정을 조심스레 살피고 있었다. '거짓말이라도 하고 모시고 오라고 해서 왔는데, 돌아가서 부부간에 갈등이 얼마나 더 심해질까?' 하는 생각을 하니 여간 큰 부담이 아니었다. 사정을 아는 다른 참가자들도 사례자의 남편에게 상당히 신경을 쓰는 분위기였다.

병원 처방을 맹신하는 사람을 설득하는 데에는 '단지 전문가의 말이라는 이유만으로 맹신해 온 사실'을 스스로 깨닫게 하면 효과가 있다. 마침 그에 맞는 좋은 소재가 있었다. 그것은 암 극복을 하는데 있어서 저염식을 하는 것이 바람직하지 않다는 사실이다.

필자는 의학계의 '소금을 섭취하면 혈압이 높아진다.'는 주장이 허구라는 증거를 제시했다. 소금과 혈압에 대한 왜곡 실험사례 두 개를 동영상으로 보여주면서 "실험상 무엇이 잘못되었느냐?"고 묻자 처음엔 모두 "소금이 고혈압을 만드는 것 맞잖아요."라는 표정이었다.

다시 보여주면서 "잘못된 부분이 없느냐?"고 묻자 시누이가 "소금 배설이 안 되게 해놓고 실험했다. 정상적 실험이 아니다."라고 말했다. 철저하게 믿었던 의학계의 주장이 잘못되었음을 스스로 찾은 것이다.

필자는 소금에 대한 왜곡 된 의학계의 실험 사례를 하나 더 보여주었다. 그러자 남편이 "소금을 적게 먹게 하면서 동시에 운동도 하고 채식으로 바꾸고 먹는 양도 줄였다. 운동과 채식을 하면 그 자체만으로도 혈압이 낮아지는 것 아니냐, 이 실험은 사기다."

라고 말했다. 그동안 의학계의 주장을 맹신해온 사실을 알게 된 것이다. 이후 남편의 표정은 확 바뀌었다. 그러면서 궁금하던 여러 가지 질문도 했다.

강의가 끝나고 남편이 화장실에 간 사이 사례자는 울음 섞인 목소리로 "제 남편이 변한 거 같아요."라며 눈시울을 적셨다. 시누이도 환한 미소를 지으며 "왜 그런 주장을 하는지 알게 되었다. 책을 꼭 보겠다."고 말했다. 일단 마음이 놓였다.

남편은 필자와 작별 인사를 하면서 특별한 말을 하지는 않았지만, 함박꽃처럼 환한 미소를 지었다. 웃는 표정은 처음과는 달리 아주 온화했다. 그 웃음의 의미가 무엇인지 알 것 같았지만 "생각이 바뀌었느냐?"고 묻지는 않았다. 그의 자존심을 지켜주기 위함이었다.

몇 시간 후 그녀로부터 문자가 왔다. 남편은 강좌 내용에 대하여 가타부타 말은 하지 않았지만, 생각이 바뀐 것 같다는 내용이었다. 강좌가 끝났을 때 온화한 웃음으로 인사하던 표정만으로도 심경의 변화가 왔을 것이라는 확신이 들었다.

필자는 몹시 궁금하여 다음 날 문자로 "남편의 심경에 변화가 있느냐?"고 물었다. 이에 "남편은 집에 도착할 때까지 한마디 말도 안 했다. 항암제를 받으라는 말도 하지 않았다. 항암제를 받으라고 다그치지 않은 것만으로도 목적 달성을 한 것이다. 만약 항암제를 받으라고 한다고 해도 나는 받지 않을 것이다."라고 말했다.

수개월이 지났다. 환자로부터 문자가 왔다. 놀라운 일이 일어났다고 했다. 남편이 절대로 항암제를 받지 말라고 말했다는 것이다. 이유를 들어보니, 항암제로 갈등을 겪던 당시 남편의 지인 중에 두 명의 암 환자가 그녀의 집에 찾아와 "우리는 항암제를 받고 있는데 아무런 문제가 없다."며 항암제를 받으라고 설득한 사실이 있었다고 한다. 그런데 항암제를 받은 후 약 9개월 만에 두 명 모두 사망했다. 그 후 남편은 항암제가 얼마나 위험한 처방인지를 된 것이다.

이후 환자는 암이 재발하지 않고 건강하게 생활하고 있다고 소식을 전해왔다. 가족 구성원들의 건강정보 공유가 주효했던 사례다.

**▶ 약에만 의존하지 마라.

암 확진을 받으면 대부분 수술을 받는다. 이어서 항암, 방사선 혹은 표적 항암제 등의 처방을 받는다. 그러나 그 어떤 약으로도 암을 본질적으로 치료할 수 없다. 지금껏 의학계가 수많은 약을 개발하여 처방했지만, 암을 정복하지 못한 것이 이를 반증한다.

급기야 구충제로 암을 치료하라고 권하는 일부 의사, 약사, 암 전문의들이 나타났다. 미국에서 조 티펜스라는 소세포 폐암 환자가 동물구충제로 암을 완치했다는 소문을 듣고 일부 의사, 약사들이 구충제를 항암제라며 적극 추천하고 있다. 그들의 주장을 따라 수많은 암 환자가 구충제를 항암 목적으로 복용하고 있다.

그러나 단언컨대 구충제로는 절대 암을 극복할 수 없다. 오히려 수명을 단축할 뿐이다. 실제로 수많은 환자가 사망했다. 필자가 동물구충제에 대한 열풍이 한창일 때 자그마치 15개의 유튜브 동영상을 통해 위험성을 경고했다.

그러자 동물구충제를 판매하는 유튜버들의 공격이 있었다. 이후 필자를 공격하던 사람들이 동물구충제를 복용한 후 사망했다는 소식이 여기저기서 들려왔다. 구충제 열풍을 주도했던 개그맨 김철O 씨도 결국 사망했다.

최근 의학계에서 기대하는 것이 표적항암제다. 그러나 표적항암제 또한 환자를 살릴 수 있는 약이 아니다. 그러한 약으로는 이미 발생한 암을 제거할 수 있을지언정 새로이 발생하는 암을 예방할 수 없다. 암이 발병한 원인을 제거하지 않은 탓이다.

이미 발생한 암세포만 골라 죽이는 방법으로는 암은 끊임없이 재발한다. 결국 죽는 날까지 약을 처방 받아야 하는데 그런 독한 약을 평생 복용하고 생존한다는 것은 절대 불가하다.

**▶ 수술 후에도 반드시 자연치유 하라.

현대의학의 암을 치료하는 방법은 예외 없이 암세포를 죽이는 것이다. 메스로 잘라내고 화학약품으로 죽이고 방사선으로 파괴하고 혈관을 막아 괴사시키고 또 얼려서 죽였다. 각종 의학 실험이나 논문을 보면 '암세포가 얼마나 많이 줄어들었느냐'에 초점이 맞추어져 있다. 그들은 약으로 인해 정상세포가 어떤 영향을 받는지에 대하여는 거의 관심을 두지 않는다.

그러나 암세포를 제거하는 의학자들의 목표가 달성된다고 해도 그것은 암세포에 대한 조치일 뿐 환자를 살릴 수 있는 방법이 아니다. 약의 독성으로 인해 정상세포가 손상을 받아 사망 가능성이 크게 높아진다. 암세포보다 최소 5,000배 이상 큰 정상세포가 다치기 때문이다.

방사선과 항암제는 말할 것도 없고 수술요법도 혈관 절단으로 혈전이 발생한다. 그로 인해 세포에 산소가 제대로 공급되지 않아 암이 발생한다.

그에 더하여 진통 목적으로 복용하는 소염제 역시 활성산소를 유발하여 산소 결핍을 촉진한다. 암세포를 죽이려다가 결국 정상세포에 산소결핍을 초래하여 중요한 장기에서 새로운 암이 발병한다. 이것이 현대의학의 한계다.

암을 극복하려면 암을 제거한 후 반드시 자연치유를 통해 암이 발병하는 원인을 제거해야 재발을 막을 수 있다. 수술이나 항암제 혹은 방사선 치료를 받고도 생존한 사례는 자연치유를 통해 암이 발병하는 원인을 제거했기 때문이다.

제5부. 갑상선암의 원인

•

•

•

암은 발병한 원인이 있다. 암의 원인을 찾아 제거하면 누구나 스스로 자신의 암을 자연 치유할 수 있다.

원인을 알아야 하는 이유

◇ 암을 본질적으로 치료하려면 원인을 바로 알아야 한다. 원인을 모른 채 처방받으면 자신이 받는 처방이 바른지의 여부를 알 수 없다.

그뿐만 아니라 이상 반응이 나타나도 계속 같은 처방을 받는다. 필자가 직간접(의사 독자, 방송, 책, 인터넷, 신문)으로 만난 모든 암 전문의들은 "암의 원인을 알 수 없다. 아는 것은 불가능하다. 알려고 하면 할수록 어렵다. 너무 많아서 일일이 열거할 수조차 없다. 유전이다."라고 말한다.

미국 국립암센터를 비롯하여 전 세계 의학계는 암의 원인을 알래야 알 수가 없다며 근본적인 치료 방법을 찾는 것을 사실상 포기한 상태다. 현재 거의 모든 암 환자들이 암의 원인을 모르는 사람에게 처방받고 있다는 것을 의미한다.

흡연, 항암제, 방사선, 활성산소, 스트레스, 중금속 등이 암을 유발한다는 것은 의학계에서 밝힌 사실이다. 그들은 실험을 통해 밝혔으나 그 요인들이 어떤 과정을 통해 암을 유발하는지 설명하지 못하고 있다.

설명하지 않으면 진실 여부를 판단할 방법이 없다. 그래서 현대의학은 자신들이 내놓은 정설을 수없이 뒤집기도 한다. "비타민 C가 좋다, 나쁘다."를 20번이나 번복한 것이 대표적이다. 원인을 알지 못해 나타나는 현상이다.

그렇다면 현대의학이 암의 원인으로 지목한 대표적인 암 발병 요인들이 어떤 과정을 통해 암을 유발하는지 구체적인 기전을 알아보자.

먼저 활성산소가 암을 유발하는 이유는 무엇일까?

활성산소는 우리 몸을 산화시켜 혈관을 좁게 만들고 지방세포를 산화한다. 그로 인해 혈류 장애가 발생하여 세포에 충분한 산소가 공급되지 않는다. 만성적인 활성산소 발생은 만성적인 산소부족으로 이어져 암을 유발한다.

다음으로 많이 거론되는 것이 스트레스다. 스트레스가 암을 유발하는 이유는 무엇일까?

스트레스를 받으면 뇌에서는 많은 양의 산소를 사용한다. 스트레스를 받을 때 두통이 발생하는 것도 뇌에서 과도한 산소를 사용하여 뇌세포에 산소가 부족하기 때문이다. 따라서 장기간에 걸쳐 스트레스를 받으면 만성적인 산소결핍으로 이어져 암이 발병한다.

의사들은 흡연할 때 발암물질이 인체에 유입되어 암이 발병한다고 주장한다. 그러나 어떤 물질이 발암물질이며 그것이 어떤 과정을 통해 암을 유발하는지 설명하지 못하고 있다. 환경호르몬 또한 1급 발암물질이라고만 설명하는 것이 전부다. 구체적인 기전을 밝히지 못하고 있다.

갑상선암이 발병한 데에는 이유가 있다. 따라서 갑상선암을 극복하려면 반드시 발병 원인을 찾아서 원인 처방을 해야 한다. 이렇게 말하면 의사들은 "원인이 너무 많아 알 수 없다."고 하거나 "가족력이나 유전"이라고 주장할 것이다.

그러나 그것은 사실이 아니다. 갑상선암은 갑상선 조직의 산소결핍이라는 분명한 원인이 있다. 다만 산소결핍의 원인이 개인별로 다를 뿐이다. 갑상선암을 일으키는 많은 원인 중에서 자신에게 해당하는 원인을 찾아 제거해야 갑상선암을 자연 치유할 수 있다.

갑상선암을 일으키는 원인 질병

◈ 40대 이상의 성인은 대부분 한두 가지 이상의 질환을 가지고 있다. 기저 질환이 갑상선 조직에 산소를 공급하는 데 영향을 미치면 갑상선암이 발병할 수 있다. 기저질환이 갑상선암에 어떻게 작용하는지를 알아보자.

** ▶ 고지혈증

고지혈증은 혈류 장애를 일으켜 갑상선 조직으로 가는 산소 공급을 방해하므로 갑상선암 발병 요인이 된다. 고지혈증은 비록 갑상선 암 뿐만 아니라 모든 암뿐만 아니라 고혈압 등 만병의 원인으로 작용한다. 고지혈증의 원인은 포화지방 섭취, 과도한 설탕 섭취, 운동 부족, 저염식 등을 들 수 있다.

** ▶ 고혈압

고혈압은 세포에 충분한 산소가 공급되지 않아서 심장이 큰 힘을 가해 나타나는 현상이다. 산소가 충분히 공급되지 않는 이유는 혈관이 막히거나 좁아진 경우, 혹은 혈액의 점도가 높기 때문이다. 고혈압 환자는 갑상선 조직에 산소가 잘 공급되지 않아 갑상선암이 발병할 수 있다. 고혈압을 해소하면 갑상선암뿐만 아니라 만병을 예방하는 데 본질적으로 도움이 된다.

** ▶ 갑상선 결절

갑상선 수검자의 약 50%가 갑상선 결절을 가지고 있으며 그중 5%가 갑상선암이라고 한다. 갑상선 결절은 갑상선 조직이 단단하게 뭉쳐진 것을 말한다. 갑상선 조직이 단단한 상태로 뭉쳐있을 경우 혈류장애가 발생한다. 그로 인해 갑상선에 산소를 충분히 공급하지 못해 갑상선암이 발병할 수 있다.

** ▶ 당뇨

당뇨병에 노출되면 고혈당으로 인해 혈류장애는 물론 미세혈관이 막힌다. 이 경우 갑상선 조직에 산소가 잘 공급되지 않아 암이 발병할 수 있다. 당뇨병 기저질환이 있는 갑상선암 환자는 당뇨를 우선 치료해야 갑상선암을 효과적으로 치유할 수 있다.

** ▶ 비만과 중성지방

강북 삼성병원 내분비내과 연구팀이 2009년부터 4년간 성인 1,132만여 명을 관찰했다. 그 결과 체질량 지수 25kg/m² 미만이던 사람이 25kg/m² 이상으로 비만해질 경우 정상체중을 유지한 사람보다 갑상선암 발생 위험이 15% 증가한다는 사실을 밝혔다. 반면 비만인 사람이 체중을 줄인 경우 갑상선암 발생 위험이 11% 낮아졌다고 밝혔다. 중성지방 수치가 높을 경우 혈액의 흐름이 좋지 않아 갑상선 조직의 산소부족으로 인해 갑상선암이 발병할 수 있다.

**▶ 수면 무호흡증

미국 위스콘신 대학 의과대학의 하비에르 니에토(Javier Nieto) 박사는 "수면 중에 심하게 코를 골면서 호흡이 자주 끊어지는 이른바 '수면 무호흡증'이 암 유발 위험도를 5배나 증가시킬 수 있다."고 밝혔다. 그는 22년간 1,500여 명을 대상으로 분석한 결과 수면 중 호흡이 끊기는 빈도에 따라 암으로 인한 사망 위험이 10%에서 최고 500%까지 높아지는 것으로 보고했다.

이 연구에서는 그 기전을 밝히지 않았는데, 필자의 논리로 수면 무호흡증이 갑상선암을 유발하는 이유를 밝혀보도록 하겠다.

수면 무호흡증 환자는 잠자는 동안 충분한 산소를 흡입하지 못하므로 산소 부족 상태에 노출된다. 수면무호흡 중에는 혈중산소포화도가 80%까지 떨어지기도 한다. 하루 생활 중 잠자는 시간을 8시간으로 계산하면 수면 무호흡증은 갑상선암을 유발하는 요인이 된다. 수면 무호흡증 환자는 깨어 있는 동안에도 산소포화도가 낮거나 외부로부터 공급받은 산소가 세포까지 전달이 잘 안되는 상태다. 이러한 경우 만성적인 산소결핍에 노출되므로 갑상선암을 비롯한 다른 암이 발병할 수 있다.

**▶ 냉증

현대 의학은 체온이 1℃ 내려가면 면역력이 30% 내려가고, 체온이 1℃ 올라가면 면역력이 5배나 올라간다는 사실을 밝혔다. 암 환자는 대체로 체온이 낮다. 그 이유는 혈액순환이 원활하지 못하기 때문이다. 체온이 낮으면 혈액순환이 원활하지 못하므로 산소 공급이 제대로 이루어지지 않아 갑상선암이 발병할 수 있다는 얘기다.

그뿐 아니다. 냉증으로 인해 산소 결핍이 되면 면역력 저하로 암을 탐식할 수 없다. 혹자는 "암은 냉증을 좋아한다."고 말하지만, 이는 잘못된 표현이다. 암세포가 차가운 것을 좋아하는 것이 아니고 혈액순환 장애로 장기가 차가워짐과 동시에 산소결핍과 면역력 저하로 갑상선암이 발병하는 것이다.

암 검사하면 암이 발병한다

◈ 최초 암 검진은 주로 일반 병원(주로 자신이 사는 지역의 중소형 병원)에서 이루어진다. 이때 암으로 의심되면 종합병원에서 재검할 것을 권한다. 종합 병원에서는 기본적으로 X-Ray, CT, CAT 및 장기에 직접적으로 스트레스를 가하는 조직검사를 한다. 검사 과정에서 많은 양의 방사선에 피폭되어 기존의 암은 더욱 확산하고 새로운 암이 발생할 수 있다. 그러면 환자들은 큰 병원의 성능 좋은 최신 장비 덕분에 암을 발견했다고 생각한다. 일반 병원에서 발견하지 못한 것을 종합 병원에서 발견했다는 사실에 "역시 종합 병원이다."라고 말한다. 질병을 잘 발견하면 치료도 잘할 것으로 믿는다. 그래서 종합 병원은 환자들로 넘쳐나는 것이다.

그러나 대부분 암 발견 기술이 좋아서가 아니고 검사 과정에서 암이 새로이 발병한 것임을 알아야 한다. 종합병원에서 암 확진을 받은 후 처음에 검사받았던 일반 병원을 찾아가 검진해 보라. 그곳에서도 틀림없이 암이라는 확진을 받을 것이다. 암을 검사하기 위해 몸에 반복하여 방사선을 투과하는 것은 암 발병을 예약하는 것과 같다.

병원에서 검사하는 항목별로 암이 발병하는 세부 이유를 알아
보자.

▶ 혈관 조영제

병원에서는 갑상선암을 비롯한 각종 암 검사를 위해 CT나 MRI
촬영 시 혈관 조영제를 사용한다. 혈관 조영제를 사용하면 두통,
가려움, 어지럼증, 메스꺼움, 구토 증세가 나타난다. 의료계에서는
"왜 이런 반응이 나타나는지 정확한 기전을 밝히지 못했다."고 밝
히고 있다.

혈관 조영제를 사용하면 심정지나 실신, 호흡정지까지 이르는 경
우도 있다. 그래서 혈관 조영제를 사용할 때 촬영실에 에피네프린
주사나 스테로이드제를 비치해 놓는 것도 위급한 상황이 발생할
경우를 대비하는 것이다.

에피네프린이나 스테로이드제 또한 인체에 해로운 약이다. 에피
네프린을 사용하는 과정에서 호흡 곤란, 공황장애, 고혈압, 가슴
통증, 어지럼증, 실신, 발작, 시야 흐림 등의 부작용이 나타나는 경
우도 있다. 스테로이드제 또한 유사한 기전을 갖고 있다.

▶ 갑상선암 조직 검사

갑상선암 진단을 위해서는 기본적으로 초음파 검사를 비롯하여

CT, MRI, PET 검사를 실시한다. 그러나 이 방법만으로는 암 여부를 알 수 없다. 결국 결절 조직을 뜯어내는 조직검사로 인해 혈관이 절단되고 혈관 밖으로 혈액이 유출되어 혈전을 만든다. 혈전은 혈류장애를 초래하여 갑상선 조직에 산소공급을 방해한다.

산소가 공급되지 않으면 통증이 나타난다. 실제로 많은 경우 조직검사를 받은 이후부터 통증이 시작됐다고 말한다. 통증이 나타나면 환자는 불안한 마음에 다시 병원을 찾는다. 2차, 3차 조직검사가 이루어지고 암에 취약했던 조직검사 주변 세포는 산소부족이 심해져 결국 암세포로 바뀐다.

조직검사를 받으면 다음과 같은 부작용이 발생한다.

첫째, 암이 발병한다.

조직검사를 받은 후 환자들은 점점 건강이 나빠진다. 독자 상담을 해보면 대부분 조직을 제거한 후 통증이 더 심해졌거나 없던 통증이 생겼다고 말한다. 그들 중 상당수는 조직검사 후 나타난 통증 때문에 반복하여 각종 검사를 받다가 암 확진을 받는다. 조직검사가 암의 원인이 된 것이다.

일부는 조직검사 이전부터 암이 있었는데 발견하지 못한 경우도 있겠지만, 환자의 증상으로 보건대 대부분 반복되는 조직검사로 인해 암이 발병했다는 것이 필자의 견해다.

둘째, 암이라는 결과가 나오면 치명적이다.

조직검사를 받는 이유는 암 여부를 정확히 알기 위해서다. 그러나 암이 아니라고 결과가 나오면 그나마 다행이지만, 암으로 판정되면 두려움과 공포감으로 인해 암이 더욱 빨리 증식한다.

셋째, 결국 장기를 잃는다.

갑상선암 확진을 받으면 병원에서는 수술 외에 다른 방법이 없다. 실제 97%가 갑상선 조직을 제거한다. 결과적으로 갑상선을 제거하기 위해 검사 받은 셈이다. 갑상선암인지 몰랐다면 대부분 그대로 건강하게 살 수 있었을 텐데 조직검사로 장기를 잃는 것이다.

병원 처방으로 암이 발병한다

◈ 일반적으로 암을 치료하기 위해 병원을 찾는다. 그러나 아이러니하게도 암을 치료하면 암이 발병한다. 그것도 심각한 암이 발병한다. 각 치료 방법별로 암이 발병하는 이유를 알아보자.

**▶ 각종 암 검사

우리나라의 경우 연간 방사선 피폭 허용량을 1mSv로 제한하고 있다. 방사선에 피폭되면 암이 발병하거나 사망할 수도 있다. 암 환자는 정확한 진단을 위해 추가로 받는 각종 검사로 인해 방사선에 노출된다. 유방 X선 검사(맘모그리피)에는 1회당 3밀리시버트(mSv), 대장 검사를 위해 방사선을 조사^{照射}할 때는 15밀리시버트(mSv)의 방사선에 피폭된다.

방사선에 가장 심하게 노출되는 검사는 CT 촬영이다. CT 검사는 통상 4~5회 실시하는데 1회 촬영에 10~20밀리시버트(mSv)의 방사선을 투과한다. CT 촬영으로 인해 최소 40~100밀리시버트의 방사선에 노출된다는 얘기다. 일반적으로 방사선 5~150밀리시버트(mSv)에 노출되면 암이 발생할 가능성이 높다고 알려졌다. 또 10밀리시버트(mSv)의 방사선에 노출되면 1만 명당 1.5명이 폐암으로 사망하고, 1명이 대장암으로 사망한다는 연구 보고가 있다. 따라서 의료 쇼핑하듯 각종 검사를 반복하면 암 발병 가능성이 매우 높아진다.

** ▶ 방사선 치료

수술 후 남아 있는 암세포를 제거하거나 수술로는 제거하기 곤란한 경우 방사선을 투여하여 암을 제거한다. 방사선 치료 1회당 4,000mSv의 방사선에 피폭된다. 유방암이나 위암을 치료하기 위해 방사선을 사용하면 폐암이나 간암·골수암 발병 가능성이 높아진다. 실제 방사선 치료를 방은 후 사망하는 사례가 매우 많다.

** ▶ 갑상선 항진증 치료

갑상선 질병 중 갑상선 항진증의 하나인 그레이브스병이 있다. 그레이브스병은 갑상선 호르몬 과다 분비로 과도한 대사가 이루어진다. 더위를 참지 못하고 맥박이 빨라지며 두근거림, 손 떨림, 대변 횟수 증가, 피로감, 불안감 및 초조함, 숨이 차는 증상, 근육 마비, 눈이 튀어나오거나 안구 건조증 등의 증상이 나타난다.

갑상선 항진증 치료 시 갑상선의 호르몬 분비를 억제할 목적으로 갑상선 조직을 파괴한다.

갑상선은 식품 중 요오드를 흡수하여 갑상선 호르몬을 생산한다. 현대의학은 식품 요오드와 동일한 동위원소를 가진 방사성 물질을 갑상선에 투여한다. 갑상선은 방사성요오드를 자신에게 필요한 식품요오드로 착각하여 흡수하지만, 결국 갑상선 조직은 방사성 물질의 독성으로 인해 파괴된다. 갑상선 조직이 파괴되면 호르몬 생산 능력이 떨어져 갑상선 호르몬 분비량이 줄어드는 것이다. 이것이 방사성요오드 요법이다.

문제는 부작용이다. 방사성요오드를 투여할 경우 피부 발진, 가려움증, 복통, 발열, 극심한 피로, 무과립구 증상 등이 나타난다. 갑상선 항진증 치료 후 나타나는 무과립구 증상은 면역력이 크게 떨어졌다는 것을 의미한다. 면역력이 떨어지면 매일 발생하는 세포 단위의 암세포를 억제할 수 없게 된다.

더욱 큰 문제는 침샘, 난소, 고환, 폐에서도 방사성요오드를 일부 흡수한다는 것이다. 의사들은 흡수하는 양이 적기 때문에 큰 문제를 일으키지 않는다고 주장하지만, 그것은 사실이 아니다. 방사성 물질을 흡수하면 어느 조직이든 파괴된다. 그래서 앞서 언급한 다양한 부작용이 나타나는 것이다.

갑상선 항진증 치료를 위해서는 방사성 요오드를 보통 1년 이상 투여한다. 장기간에 걸쳐 방사선에 노출되기 때문에 갑상선 조직이 파괴될 뿐만 아니라 많은 양의 활성산소가 발생한다. 그러면 산소가 부족해져 암이 발병하는 것이다.

다음은 국제 성모병원 손해영 교수가 인터넷에 갑상선 항진으로 인한 안구 돌출 증(그레이브스병) 치료 과정을 설명한 것이다.

병적 안구돌출 부르는 '그레이브스병'을 아시나요?

(상략) 그레이브스병의 초기 치료는 항갑상선제를 투여해서 갑상선 호르몬의 생성과 분비를 억제하는 것입니다. 약제 투여 후 수 주 내로 갑상선 기능 및 임상증상은 정상으로 회복됩니다. 약물치료는 보통 1년 이상 유지하게 되며, 약을 꾸준히 복용하지 않았을 때는 재발률이 높기 때문에 주의가 필요합니다. ①항갑상선제의 부작용으로는 가려움을 동반한 피부 발진, 관절통, 복통, 피로, 발열 또는 인후염 증상이 있을 수 있습니다. 무과립구증이나 간 손상이 발생하는 경우 약제 투여를 바로 중지해야 합니다.

②초기 약물치료에 반응이 없거나, 재발한 경우에는 방사성 동위원소 치료를 고려해 볼 수 있습니다. 방사성요오드에 의해 갑상선 세

포가 사멸되고 갑상선 호르몬 분비가 줄어들게 됩니다. 방사성 동위원소 치료 후 약 3-6개월 정도 지나면 갑상선 기능의 호전을 보입니다. ③반면 갑상선 기능 저하에 빠져서 갑상선 호르몬제 복용이 필요한 경우도 있습니다. ④방사선을 이용한 치료이기 때문에 임산부나 수유중인 환자는 방사성 동위원소 치료를 해서는 안 됩니다.

항갑상선제 치료에 반응이 없거나 재발한 경우, 압박증상을 동반한 큰 갑상선종, 갑상선암이 동반된 경우, 임신 중 약물로 조절되지 않는 경우에는 ⑤수술적 치료를 고려할 수 있습니다. ⑥치료효과가 빠르며, 재발률이 적은 것이 장점입니다. 갑상선 기능저하로 인해 갑상선 호르몬제 복용이 필요할 수 있으며, 일반적인 갑상선 수술에 의한 합병증(저칼슘혈증, 되돌이 후두신경 손상) 발생을 고려해야 합니다.

위 손해영 교수의 글을 보면 그레이스 병을 치료하기 위해 약물치료를 받을 경우 암이 발병한다는 사실을 알 수 있다. 근거는 바로 ①번기술 내용이다. 갑상선 항진증 치료할 경우 무과립구 증상이 나타난다고 기술했다. 무과립구 증상은 면역력이 크게 떨어졌다는 것을 의미한다. 면역력이 떨어지면 암 발병은 물론 증식을 억제할 수 없어 암이 발병한다.

다음은 ②번기술 내용이다. 약물로 반응이 없으면 갑상선 조직을 파괴하기 위해 방사선 치료를 한다는 것이다. 방사선에 노출되면 암이 발병한다는 것은 주지의 사실이다.

다음은 ③번기술 내용이다. 약물로 인해 갑상선 조직이 파괴되므로 갑상선 기능은 떨어진다는 것이다. 갑상선 기능이 떨어지면 대사장애가 발생하여 암이 발병할 수 있다.

다음은 ④번기술 내용이다. 방사선은 임산부나 수유중인 환자에게 치명적이라는 것이다. 임산부에게 치명적이라면 성인의 건강에도 나쁜 영향을 미친다.

다음은 ⑤번 항이다. 갑상선 항진증을 치료하다가 안 되면 갑상선을 제거한다는 얘기다. 그나마도 갑상선을 곧바로 제거하는 것이 아니고 돈은 돈대로 들이고 온갖 부작용이 따르는 처방 끝에 장기를 제거하는 것이다. 갑상선을 제거하면 평생 호르몬제를 복용해야 한다.

다음은 ⑥번 항이다. 갑상선 항진증이 재발하지 않는 이유는 갑상선을 제거했기 때문이지 항진증에서 완치된 것이 아니다. 그뿐 아니다. 갑상선 항진증을 치료하려다가 항진증보다 훨씬 더 위험한 갑상선암이 발병할 가능성이 매우 높아진다. 작은 혹을 떼려다가 큰 혹을 붙이는 것이 갑상선 항진증 치료다.

✳✳▶ 혈압약 처방

고혈압은 체내에 부족한 산소를 보충하기 위한 자구책이다. 그런데 혈압약은 혈압을 강제로 낮춰 산소를 공급하지 못하게 한다.

혈압을 낮추는 방법에는 심장의 힘을 약화하는 방법, 물을 강제로 배출시키는 방법, 교감신경을 차단하여 신호를 전달하지 못하게 하는 방법이 있다. 그중 칼슘길항제를 가장 많이 사용한다.

칼슘길항제는 심장의 힘을 약화시켜 일정한 정도 이상의 힘을 쓰지 못하게 하는 약이다. 칼슘길항제를 복용하면 혈압이 높아지는 것을 막을 수 있지만, 그로 인해 세포에 필요한 혈액이 충분히 공급되지 않아 심각한 산소부족 상황에 놓인다.

혈압약을 장기간 복용할 경우 만성적인 산소부족으로 갑상선암을 비롯한 각종 암이 발병할 수 있다. 미국 프레드 허친슨 암 연구센터의 크리스토퍼 리 교수는 JAMA Internal Medicine에 "유방암 환자에게 있어서 혈압약 중 칼슘길항제를 먹은 경우 유관 유방암은 2.4배, 소엽 유방암은 2.6배 더 많이 걸린다."는 사실을 밝혔다. 이 논리는 갑상선암 환자에게도 그대로 적용된다.

갑상선암 환자가 혈압약을 복용하면 산소 부족 현상이 심해져 암이 더 빨리 증식하고 다른 장기에서도 새로운 암이 재발할 가능성이 크게 높아진다. 그렇다고 고혈압을 방치할 수도 없다.

혈압이 높은 것은 세포에 산소가 잘 공급되지 않는 몸 상태이므로 반드시 근본 치유를 해야 한다. 혈압약 부작용 및 약을 사용하지 않고 고혈압을 자연치유하는 방법은 '**고혈압 산소가 답이다**' 책을 참고 바란다.

**▶ 당뇨약 처방

당뇨 치료에는 주로 소화 억제 및 당 분비 억제제가 사용된다. 소화 억제제를 복용하면 소화가 되지 않아 당을 생산하지 못한다, 한마디로 소화불량 즉, 대사 장애를 유도하여 혈당을 낮추는 것이다. 대사 장애가 발생하면 산소부족으로 갑상선암을 비롯한 각종 암 발병 가능성이 높아진다.

다음으로 당 분비 억제제를 복용하면 혈당이 낮아져 적은 양의 인슐린만으로도 혈당이 높아지는 것을 막을 수 있다. 그러나 당을 충분히 소비하지 못해 간에 당이 쌓인다. 그로 인해 간 기능이 저하되어 피로, 전신 쇠약, 가스 발생, 위장 장애, 설사, 두통, 얼굴 부종,

울혈성 심부전 등이 생길 수 있다. 이러한 증상은 산소가 부족해졌을 때 나타나는 것으로 암이 발병할 수 있음을 알리는 위험 신호다.

그 외에도 근육에서의 당 소비를 촉진시키는 약, 인슐린 분비 촉진제가 있다. 당 소비 촉진제는 근육 세포에서 당을 많이 흡수하게 만들어 혈당을 낮추는 방법이다. 그러나 근육이 과도한 당을 흡수하면 체중 증가 등의 부작용이 발생한다. 2형 당뇨 환자에게 인슐린 분비 촉진제를 사용할 경우 과도한 인슐린이 분비되어 췌장이 탈진한다. 그러면 1.5형 및 1형 당뇨로 진행하게 된다.

그렇다고 혈당이 높은 것을 방치할 수 없다. 고혈당이 혈액순환 장애를 유발하여 체내 산소부족 현상이 나타나기 때문이다. 약을 사용하지 않고 혈당이 높아지지 않게 하는 당뇨 근본 치유 방법은 **'당뇨병 약 없이 완치할 수 있다'** 책을 참고하길 바란다.

＊＊▶ 진통소염제

해열진통제 한 알에는 독성물질인 살리실릭산이 500mg 들어 있다. MBC 시사매거진 팀의 실험 결과, 살리실릭산 160ppm에 송사리를 넣은 후 20분도 안 되어 14마리 모두 죽었다. 물벼룩도 200ppm에서 세 시간 만에 모두 죽었다. 소염제 성분인 디클로페

낙 100ppm에서는 물벼룩 20마리 중 7마리가 이틀 만에 죽었고, 50ppm에서는 20마리 중 2마리가 죽었다. 또 6.25ppm에서는 96시간 만에 물벼룩 20마리가 모두 죽었다. 진통소염제가 독성물질이라는 얘기다.

인체는 진통소염제와 같은 독성물질을 적으로 인식하고 이를 퇴치하기 위해 많은 산소를 사용한다. 과도한 산소를 사용하면 체내 산소부족으로 인해 갑상선에 암이 발병할 수 있다.

이처럼 이런저런 이유로 병원에서 각종 검사를 받을 경우 갑상선암 발병 가능성이 높아진다.

갑상선암의 환경적인 원인

◈ 갑상선암을 일으키는 데에는 환경적인 요인이 큰 영향을 미친다. 갑상선암을 일으키는 환경적 요인에는 어떤 것들이 있는지 알아보자.

**▶ 낮은 실내 산소농도

건강한 사람도 저 산소 환경에 노출되면 혈중 산소포화도가 낮아진다. 저 산소 환경은 공기가 안 통하는 밀폐된 공간만 해당하는 것이 아니다. 아파트와 같은 실내 공간도 환기하지 않을 경우는 물론 실내에서 각종 전기기구 사용, 연소물질, 일산화탄소, 이산화탄소 등으로 인해 실내 공기가 오염된다. 그로 인해 실내 산소 농도가 낮아지면 산소 부족으로 갑상선암이 발병할 수 있다.

**▶ 환경호르몬

환경호르몬은 플라스틱 용기, 섬유 유연제 등에 다량 들어 있고, 폐비닐이나 플라스틱을 소각할 때도 많이 발생한다. 일상생활에서 플라스틱 용기에 음식을 조리하거나 전기밥통에 플라스틱 주걱을 넣어 두어도 다량의 환경호르몬에 노출된다. 또한 페트병을 오래 사용해도 많은 양의 환경호르몬에 노출된다. 기타 석유제품, 실내 오염물질, 페인트에서도 환경호르몬이 발생한다. 닭이나 오리, 돼지 등을 사육할 때 사용하는 성장촉진제도 환경호르몬이다.

환경호르몬은 먹이사슬 과정을 통해 인체의 지방에 축적된다. 대부분 지방으로 이루어진 갑상선에도 환경호르몬이 축적된다. 환경호르몬에 노출되면 몸에서 활성산소가 많이 발생하고 혈관이 산화되어 세포에 산소가 잘 공급되지 않아 암이 발병할 수 있다. 환경호르몬은 유사 여성호르몬이다. 그러나 의학계는 지방조직에 축적된 환경호르몬을 여성호르몬으로 오해하고 있다.

환경호르몬이 어떤 기전으로 갑상선암을 일으키는지 그 과정을 밝혀 보자. 맹독성 물질인 환경호르몬에 노출되면 이를 퇴치하기 위해 몸에서 많은 산소를 사용한다. 산소를 사용하는 과정에서 활성산소가 발생한다. 활성산소는 지방과 혈관을 산화하여 혈류를 방해한다. 그로 인해 갑상선 조직에 산소공급이 줄어들어 갑상선암을 유발하는 것이다.

▶ 대기오염 물질

일산화탄소, 미세먼지, 중금속, 자동차 매연, 각종 난방 · 화력발전 · 폐기물 소각할 때 발생하는 대기 오염물질 등은 독성이 강하다. 독성물질에 노출되면 활성산소가 발생하여 지방과 단백질을 산화하여 혈류가 나빠진다. 그러면 갑상선 조직에 산소공급이 원활하지 않게 되어 암이 발병할 수 있다.

**▶ 자외선

자외선에 노출되면 활성산소가 발생하여 체내 지방을 산화시킬 뿐만 아니라 단백질을 파괴한다. 산화된 지방은 과산화지질로 변성되어 점도가 높아져 혈류를 방해하므로 산소공급을 방해한다. 파괴된 단백질은 혈류를 방해하여 산소의 이동을 방해한다. 이러한 현상이 계속되어 만성적으로 산소가 부족해지면 갑상선암이 발병하는 것이다.

**▶ 중금속

일상생활에서 납ㆍ수은ㆍ카드뮴 등 중금속에 쉽게 노출된다. 가장 흔한 예로 아말감을 들 수 있다. 최근에는 사용량이 많이 줄었지만, 충치 치료에 수은과 주석 합금인 아말감을 씌운다.

아말감을 특수필터로 촬영하면 수은 증기가 끊임없이 뿜어져 나오는 것을 볼 수 있다. 그래서 아말감을 씌울 때는 의료진도 보호장비를 착용한다. 이러한 중금속을 치아에 넣은 채 음식을 먹으면 갑상선암을 비롯한 모든 암이 발병할 수 있다. 필자의 설명을 듣고 아말감을 다른 소재로 교체한 독자들이 적지 않다. 그들은 아말감을 제거한 후 컨디션이 좋아졌다고 말한다.

** ▶ 프라이팬

프라이팬의 코팅 성분인 테플론^{PFOA}은 1급 발암물질로 알려져 있다. 테플론은 체내에서 독성물질로 작용하여 활성산소를 발생시킬 뿐만 아니라 백혈구를 무력화시키고 혈액을 탁하게 만들어 암을 유발한다. 특히 소금이나 간장을 코팅 프라이팬에 넣고 조리하면 염분이 테플론^{PFOA}을 흡착한다. 테플론 성분은 조리 과정에서 식재료에 달라붙어 체내로 흡수된다. 코팅 주방 도구에 조리한 음식을 먹으면 갑상선암을 유발할 수 있다.

** ▶ 가스레인지

가스레인지는 연소 과정에서 많은 일산화탄소를 발생시킨다. 일산화탄소는 헤모글로빈과 급속히 결합하므로 체내 산소 사용효율을 떨어뜨려 갑상선암을 일으킬 수 있다. 가스레인지를 사용할 때 주방이나 실내를 환기하지 않으면 갑상선암 발병에 큰 영향을 미친다.

**▶ 농약

농약은 해충과 균을 죽이는 독성물질이다. 과일이나 채소에 남아 있는 농약 성분은 인체에서 활성산소를 만들어 결국 산소부족으로 암을 유발한다.

**▶ 세균

세균 자체는 직접적으로 암을 유발하지는 않는다. 그러나 세균에 자주 노출될 경우 인체는 세균을 제거하기 위해 많은 양의 산소를 사용한다. 그 과정에서 활성산소가 발생하여 결국 갑상선암을 유발한다.

갑상선암의 식생활 원인

◈ 우리가 섭취하는 음식은 갑상선암에 큰 영향을 미친다. 어떤 음식을 섭취하느냐에 따라 산소 공급이 잘 되기도 하고 반대로 산소 공급이 안 되기도 한다.

따라서 자신이 섭취하는 음식이 갑상선에 산소결핍을 초래하는 식품인지 아니면 해소하는 식품인지 아는 것은 매우 중요하다. 산소 공급을 방해하고 면역력을 저하시키는 식생활 요인에 대하여 알아보자.

**▶ 음주

인체는 알코올을 해독하는 과정에서 많은 양의 산소를 사용한다. 그 과정에서 다량의 활성산소가 발생한다.

활성산소는 갑상선 조직의 혈관은 물론 지방을 산화하여 혈액순환을 방해한다. 그로 인해 갑상선 조직의 산소 부족으로 갑상선암이 발병하는 것이다. 그에 더하여 음주는 면역력을 떨어뜨리는 요인이 된다. 면역력이 떨어지면 암 증식을 억제할 수 없다.

✻✻▶ 설탕 과다섭취

설탕을 섭취하면 몸에서 중성지방이 크게 증가한다. 중성지방은 점도가 높아서 산소 공급을 방해하고 면역력을 저하시키므로 갑상선암을 유발하는 요인이 된다. 청량음료나 토마토케첩, 시리얼, 이유식, 햄버거, 케이크, 자장면, 탕수육 등에 설탕이 많이 들어있다.

✻✻▶ 포화지방

고기를 익힌 후 주변에 우윳빛 고체들이 엉기는 것을 볼 수 있는데 이것이 포화지방이다. 포화지방은 점도가 매우 높으며 일정 온도 이하로 내려가면 고체 상태가 된다. 돼지고기, 쇠고기, 닭고기와 같은 동물성 지방에는 다량의 포화지방이 들어 있다. 포화지방은 혈류를 방해할 뿐만 아니라 혈관 벽에 달라붙어 혈관을 좁게 만들고 모세혈관을 막는 요인이 되기도 한다. 혈류장애로 세포에 충분한 산소를 공급할 수 없게 되므로 갑상선암 발병 요인이 된다. 그뿐 아니다. 육류의 포화지방에는 다량의 환경호르몬이 축적되어 있어 갑상선암을 유발하는 이차적 요인으로 작용한다.

✻✻▶ 트랜스지방

트랜스지방은 지방을 이동성과 보관성을 높이기 위해 불포화지방에 수소를 첨가하여 고체 형태로 만든 것이다. 트랜스지방은 포화지방보다 높은 온도에서도 굳는다. 트랜스지방은 몸에서 혈관의 경직도를 높이고 혈류를 방해한다. 그러면 산소가 잘 공급되지 않으므로 갑상선암 발병 가능성이 높아진다.

트랜스지방은 우리가 일상에서 접하는 과자, 피자, 팝콘, 빵 등을 만들 때 사용된다.

** ▶ 식품 첨가제

식품 첨가제는 유통과정에서 부패 방지 및 맛을 내기 위한 목적으로 사용된다. 식품첨가제에는 아질산나트륨, L-글루탐산나트륨, 안식향산나트륨 등이 있다. 식약청의 조사에 의하면 핫바, 직화구이 햄, 비엔나소시지 등 조사 대상의 전 제품에서 아질산나트륨을 사용하고 있음이 밝혀졌다. 자양강장제에도 안식향산나트륨이 사용된다. 이러한 식품 첨가제는 몸에서 활성산소를 발생시켜 산소부족을 만들 뿐만 아니라 면역기능을 약화시켜 갑상선암을 유발한다.

** ▶ 항산화 성분 결핍

비타민C로 대표되는 항산화물질이 부족하면 활성산소 발생을 억제하지 못해 산소결핍은 물론 면역력 저하로 암 증식이 용이해진다.

갑상선암의 정신적 원인 및 기타

◈ 갑상선암을 유발하는 데에는 정신적 요인이 큰 영향을 미친다. 이에 대하여 알아보자.

**▶ 스트레스

스트레스를 받으면 뇌에서 많은 양의 에너지를 소모하여 산소가 부족하게 된다. 스트레스를 심하게 받을 때 머리가 아픈 것은 뇌 세포에 산소가 부족해지기 때문이다. 지속적으로 스트레스를 받으면 만성적인 산소결핍으로 인해 갑상선암 발생 가능성이 높아진다.

스트레스를 유발하는 요인으로는 배신감·적대감·가족 간의 갈등·지인과의 금전 문제·상사와의 갈등 등을 들 수 있다. 미국 정신의학계는 흡연·음주·고열량 식사·콜레스테롤보다 적대감(스트레스)이 심혈관 질환에 더 치명적이라는 사실을 밝힌 바 있다.

이를 필자의 논리로 해석하면, 적대감으로 인해 심혈관 질환에 노출되면 세포에 충분한 혈액을 공급할 수 없기 때문에 산소 부족으로 갑상선암 유발 가능성이 높아진다.

****▶ 우울증**

신체적 약점이나 소원해진 친구와의 관계, 실연, 경제적인 어려움, 가족과의 사별 혹은 갱년기 등 여러 가지 이유로 우울증을 겪을 수 있다.

우울증 환자들은 특별한 이유 없이 온몸이 아프다고 한다. 통증은 산소 부족을 알리는 신호라는 점에서 우울증은 암을 유발한다는 사실을 알 수 있다.

****▶ 두려움과 공포감**

생활환경·식단·스트레스 등을 관리하면서 자연치유를 해도 호전반응이 나타나지 않거나 도리어 악화하는 사례가 있다. 그런 환자들의 공통점 중 하나는 암에 대하여 지나친 공포감에 사로잡혀 있다는 것이다.

대다수 암 환자들은 암이라는 사실을 알기 전까지는 건강하게 생활했지만, 암 확진을 받은 후 시름시름 앓거나 사망하는 사례도 적지 않다. 과도한 두려움과 공포감은 혈관을 수축시켜 산소 공급을 방해하기 때문이다. 갑상선 세포조직에 산소가 부족하면 암이 발병한다.

**▶ 미움 원망 증오심

암 환자 상담을 해보면 가족에 대한 미움과 원망 그리고 증오심을 갖고 있는 경우가 적지 않다. 증오심은 뇌세포뿐만 아니라 갑상선의 산소 부족을 초래하여 암을 유발한다.

**▶ 과로

과로나 심한 운동으로 산소를 지나치게 많이 사용하면 다량의 활성산소가 발생하여 혈관을 손상시켜 산소부족을 초래한다. 과로하면 산소가 부족해져 갑상선암이 발병할 수 있다.

**▶ 흡연

흡연은 흔히 폐암의 원인으로 알려졌으나 갑상선암에도 치명적인 영향을 미친다. 흡연 과정에서 발생하는 일산화탄소는 헤모글로빈과 급속하게 결합하므로 헤모글로빈이 산소를 운반할 수 없다. 그로 인해 갑상선 조직에 산소가 부족해져 암이 발병할 수 있다.

제6부. 갑상선암 자연 치유법

•

•

•

갑상선암은 정상으로 돌아올 수 있다. 갑상선암의 유일한 원인은 산소부족이다. 자신만의 산소 부족 원인을 해소하면 암은 자연 치유된다.

현대의학의 갑상선암 처방 문제점

◈ 현재 우리나라 갑상선암 환자의 약 97%가 수술을 받고 있다. 수술 후에는 갑상선 조직을 완전히 제거하는 데에만 초점이 맞추어져 있다. 이러한 처방은 원인과는 무관하며 각종 부작용을 초래한다. 갑상선암에 대한 처방 별 문제점을 알아보자.

첫 번째, 수술요법

갑상선암이 단 1cm라도 대부분 전절제 수술을 한다. 갑상선을 전부 제거하면 갑상선 기능을 모두 상실하기 때문에 대사 장애가 발생한다. 다만 갑상선호르몬제로 대체할 뿐이다.

갑상선암을 수술할 때에는 부갑상선도 함께 수술을 하게 되는데, 부갑상선 수술 과정에서 주변 신경이 손상되면 호흡 곤란을 겪을 만큼 위험해질 수 있다. 수술 과정에서 부갑상선이 손상될 경우 부갑상선의 호르몬 기능이 약해져 칼슘 흡수력이 떨어진다. 칼슘을 충분히 흡수하지 못하면 골다공증이 발생할 수 있다.

두 번째, 방사성요오드 요법(방사선 동위원소)

수술만으로는 갑상선 조직을 완벽하게 제거할 수 없다. 따라서 수술 후 일부 남아 있을 갑상선 조직을 완전히 제거하기 위해 방사성요오드를 투여한다. 이때 피폭되는 방사선으로 인해 주변 세포가 파괴되거나 다른 장기 조직에서 암이 발생할 수 있다.

환자의 몸에 투여한 요오드 중 일부(약 10%)는 소변, 타액, 대변, 소변, 땀으로 배출되지만, 나머지는 상당 기간에 걸쳐 서서히 배출되므로 전신에 나쁜 영향을 미친다.

세 번째, 갑상선 호르몬제

갑상선을 모두 제거하면 갑상선 호르몬이 분비되지 않으므로 정상적인 일상생활이 불가능하다. 따라서 수술 후에는 반드시 외부에서 갑상선 호르몬제를 투여해야 한다.

외부에서 공급하는 호르몬의 양은 인체 각 기관에서 필요로 하는 만큼 정교하게 조절되지 않는다. 필연적으로 갑상선 항진증 혹은 저하증이 나타날 수밖에 없다.

갑상선 호르몬제를 복용할 경우 천식, 입술과 입속 그리고 목구멍이 붓는 증상, 피로감, 가려움증, 두드러기, 발진, 소름, 식은땀, 심장 두근거림, 불면증, 정서불안, 골다공증, 혈압상승과 같은 갑상선 항진증이 나타날 수 있다. 모두 갑상선호르몬이 환자의 몸에 맞게 조절되지 않아 나타나는 증상이다.

암세포는 정상세포로 바뀔 수 있다

◈ 암 자연치유란 외부에서 물리력을 가하지 않고 암세포가 자연스럽게 없어지는 것을 말한다. 자연치유를 하면 장기를 지킬 수 있을 뿐만 아니라 몸 전체가 이전보다 더 건강해진다. 의사들은 암을 비가역적이라고 주장하는데 그것은 사실이 아니다. 암세포는 조건이 맞으면 정상세포로 돌아올 수 있다. 그것은 약간의 사고력만 있으면 알 수 있다. 많은 암 환자들이 병원 치료 없이 자연 치유한 사례가 이를 뒷받침한다. 심지어 말기의 암으로 병원 치료를 거부당한 상태에서 완치하여 10년 이상 건강하게 사는 사람도 있다. 의사들은 이러한 사실을 접하게 되면 "기적이다. 이전 진단에 오류가 있었을 수도 있다."는 말을 하면서 인정하려 하지 않는다.

수년 전 한 인터넷 암 카페에서 이 문제를 두고 몇몇 의사들과 논쟁이 있었다. 필자는 "암이 정상세포로 돌아올 수 있다."고 주장하였고, 그들은 증거를 제시해 보라고 했다. 이때 녹차·키위·토마토 등을 섭취하여 암이 치유되는 해외 실험 자료를 제시하여 일단락된 일이 있었다.

노르웨이 오솔로 대학의 앤드류 콜린스 교수는 건강한 남녀 14명을 세 그룹으로 나누어 각각 다른 양의 키위를 먹게 했다. 평소의 식생활에 키위만 추가 한 것이다. 6주간 진행된 실험 결과 손상된 DNA가 복구되어 정상적인 형태로 돌아왔다.

DNA가 손상되었다는 것은 암세포로 변했다는 것을 의미하며, 정상적인 형태로 복구되었다는 것은 암세포가 정상세포로 회복된 것을 의미한다.

에모레대 윈십 암 센터 신동문 종신교수의 실험에서도 녹차 추출물을 3개월간 투여한 경우 암 조직이 크게 줄어들었고 세포의 배열도 정상적으로 돌아온 사실을 밝혔다. 미국 일리노이 대학에서도 32명의 전립선암 환자를 대상으로 3주 동안 토마토를 매일 3 큰술 정도씩 3주간 섭취하게 한 결과 실험 전에 비해 암세포의 DNA 손상이 평균 40.5% 감소했다는 사실을 밝혔다.

그 외에도 서울 삼성병원, 이탈리아 파마 대학, 일본 오사카 마쓰시다 기념병원, 일본 사이타 암 연구센터, 시즈오카현립 대학, 하마마츠 대학, 서울대 약학대학에서도 여러 차례에 걸친 실험을 통해 녹차를 섭취할 경우 암세포가 정상세포로 바뀐다는 사실을 밝혔다. 다만 이들 연구에서는 암세포가 정상 세포로 돌아오는 세부 기전을 밝히지 못했을 뿐이다.

그렇다면 녹차를 섭취할 경우 암세포가 정상세포로 바뀐 기전은 무엇일까? 녹차의 비타민C는 활성산소 발생을 억제하여 혈류를 개선한다. 혈류가 개선되면 세포에 충분한 산소가 공급되어 암이 예방되고 치유되는 것이다. 그에 더하여 녹차에 다량 들어 있는 카테킨은 중성지방을 분해하는 효능이 매우 뛰어나다. 중성지방이 분해되어 혈류가 개선되면 세포에 산소공급이 원활해져서 암세포가 정상세포로 돌아오는 것이다.

녹차 외에도 토마토의 리코펜, 오디의 안토시아닌, 포도의 라스베라트롤, 블루베리의 안토시아닌, 복분자의 유기산, 구연산, 각종 비타민 성분, 마늘의 알리신, 버섯의 베타글루칸, 양파의 퀘르세틴과 같은 항산화 성분 또한 암세포를 정상화 시킬 수 있다.

항산화 성분은 활성산소를 제거하고 혈전을 용해하여 혈액을 맑게 한다. 혈액이 맑아지면 세포에 산소가 원활하게 공급되므로 암세포가 정상 세포로 복원된다. 암세포가 정상세포로 돌아올 수 있다는 사실을 아는 것은 암 치료 방법을 선택하는데 있어서 매우 중요한 판단 요소다. 암세포를 죽이는 방법을 선택하여 암세포도 죽이고 정상세포도 죽일 것인지, 아니면 암세포를 정상세포로 되돌리는 방법을 통해 정상세포를 더욱 건강하게 할 것인지를 결정하는 판단 근거가 되기 때문이다.

암 유발 요인을 피하라

◈ 암을 자연 치유하기 위해서는 암 유발 요인을 피하는 것이 매우 중요하다. 갑상선암 환자들이 피해야 할 것에 대하여 알아보자.

▶ 암 검사를 최소화하라.

암 검진을 받기 위해서는 불가피하게 각종 검사를 받는다. 그러나 '제5장'에서 상세히 밝힌 것처럼 CT나 CAT, PET 검사 과정에서 방사선에 노출된다. 방사선에 노출되면 건강이 악화하거나 암이 발병할 수 있으므로 병원을 쇼핑하듯 다니면서 각종 검사를 반복해서 받는 것은 절대 피해야 한다. 부득이 병원을 옮길 경우에는 가급적 직전 병원에서 검사한 결과를 활용하는 것이 바람직하다.

▶ 혈관 조영제를 줄여라.

암 검사를 받는 한 조영제 투여를 피하기 어렵다. 문제는 앞서 제5장에서 언급한 바와 같이 요오드 조영제는 물론 X-Ray, CT, MRI 등 암 검사를 위해 조영제를 투여하면 암 발병을 비롯한 각종 부작용이 나타난다는 것이다. 조영제 투여를 줄이기 위해서는 검사 횟수를 최소화하는 것이 좋다.

**▶ 수면 내시경 검사를 피하라.

수면 내시경에 사용되는 프로포폴을 맞고 호흡곤란을 겪거나 뇌사 상태 혹은 사망하는 사례가 간혹 발생한다. 수면 내시경에 사용되는 약물로 인해 산소가 부족해지기 때문이다. 암 환자가 수면내시경을 받으면 산소 부족으로 인해 암이 악화하게 되므로 가급적 수면내시경 대신 일반 내시경 검사를 받는 것이 바람직하다.

**▶ 혈압약을 끊어라.

혈압약은 만성적으로 산소부족을 만들어 암을 유발하므로 암 환자에게 치명적인 영향을 미친다. 혈압약을 복용할 경우 심장의 힘이 약화하여 만성적으로 산소부족 상태에 놓인다. 산소가 부족해지면 새로운 암이 발병하거나 기존에 있던 암이 빨리 증식한다. 혈압약을 중단하는 것만으로도 암을 자연 치유하는 데 큰 도움이 된다.

**▶ 2형 당뇨환자는 당뇨약을 끊어라.

암 환자는 산소부족으로 인해 대사 장애를 겪는다. 대사 장애 상태에서 소화력을 떨어뜨려 포도당의 생성을 억제하거나 당 흡수를 억제하는 약 즉, 대사 장애를 일으키는 당뇨약을 복용하면 암이 더욱 악화한다. 특히 당뇨환자의 85%에 해당하는 2형 당뇨는 췌장

기능이 정상이므로 약을 복용할 이유가 없다. 생활 습관을 조금만 바꾸어도 대부분 정상 혈당으로 바뀐다.

2형 당뇨를 자연치유 하면 갑상선암도 자연 호전된다. 인슐린을 충분히 생산하지 못하는 진짜 당뇨가 아니라면 암 촉진을 감내하면서까지 약을 복용할 이유가 없다. (당뇨병 자연치유 방법은 '당뇨병 약 없이 완치할 수 있다' 책 참조)

▶ 진통제 사용을 줄여라.

'제5부' 에서 언급한 바와 같이 진통제를 장기간 복용할 경우 암 발병에 큰 영향을 미친다. 따라서 심한 통증이 아니라면 진통제 복용을 자제하는 것이 좋다.

진통제 대신 통증을 본질적으로 해결하는 방법을 선택해야 한다. 그 방법은 세포에 산소가 잘 공급될 수 있도록 산소부족의 원인을 찾아 제거하는 것이다. (통증의 원인과 해소 방법은 '암 산소에 답이 있다.' 책 '제2장 현대의학이 암 치료에 실패한 이유 ' 편에 상세히 설명되어 있으니 참고 바란다.)

▶ 대기오염 물질을 피하라.

대기오염 물질에는 아황산가스, 일산화탄소, 미세먼지, 황사, 오존, 각종 중금속, 규산, 등이 있다. 대기오염 물질에 노출되면 활성산소가 발생하여 암이 발병할 수 있다. 대기 오염이 심할 때는 외출을 줄이고 주기적으로 실내 환기를 해야 한다.

**▶ 중금속을 피하라.

치아에 씌운 아말감을 다른 재질(금이나 도자기)로 바꾸고, PFOA로 코팅된 조리 도구를 사용하지 않는 것이 좋다. 부득이 코팅 프라이팬을 사용해야 할 경우 조리가 끝난 다음에 소금 간을 맞추는 것이 좋다. 또 과일과 채소를 소금물에 씻으면 중금속이나 잔류 농약으로 인한 피해를 줄일 수 있다.

**▶ 환경호르몬 유발 물질을 피하라.

갑상선암을 치유하기 위해서는 플라스틱 용기와 섬유 유연제, 비닐 등 환경호르몬을 배출하는 제품 사용을 최소화해야 한다. 특히 플라스틱 용기를 가열하여 사용하거나 장기간 재사용하는 것은 금물이다.

동물성 지방에는 환경호르몬이 많이 축적되어 있으므로 육류 섭취 시 최대한 제거하는 것이 좋다. 그리고 생활공간에서 발생하는 환경호르몬을 줄이기 위해 자주 청소하여 청결을 유지해야 한다.

＊＊▶ 체내 환경호르몬을 제거하라.

인체의 지방에는 환경호르몬이 축적되어 있다. 암을 치유하기 위해서는 몸에 쌓인 환경 호르몬을 가급적 몸에서 빨리 배출시켜야 한다. 환경호르몬을 효과적으로 몸에서 배출시키는 식품이 있다. 그것은 바로 소금이다.

소금은 환경호르몬을 비롯한 농약, 그리고 지구상의 모든 중금속을 흡착하고 분해하는 성질을 가지고 있다. 새집증후군을 유발하는 것으로 알려진 폼 알데히드는 소금 타일 속에서 단 하루만에 50% 이상 제거되고 5일 경과 후 80% 이상 제거된다.

환경호르몬에 노출되지 않은 순도 높은 소금을 섭취하면 환경호르몬을 흡착해서 몸 밖으로 배출하므로 갑상선암 자연치유 및 예방에 더 큰 효과를 볼 수 있다. 소금 활용법은 '**소금 오해를 풀면 건강이 보인다.**' 책 참고 바란다.

산소 공급량을 늘려라

◈"산소결핍으로 인해 암이 발병한다. 따라서 많은 양의 산소를 마셔야 한다."고 말하면 산속으로 들어가 살아야 하느냐고 묻는 분들이 적지 않다. 물론 다른 조건이 동일하다면 산속에서 생활하는 것이 최선이다. 그러나 모든 사람이 도심을 떠나 생활할 수 있는 것은 아니다. 도심에 살더라도 생활공간의 산소 농도를 높이면 특별한 노력을 하지 않고도 많은 양의 산소를 공급 받을 수 있다.

산소 농도를 높이는 일차적인 방법은 생활공간(실내, 사무실, 자동차 안)의 오염을 최소화하는 것이다. 실내 환기로 오염물질이나 일산화탄소, 이산화탄소를 없애면 보다 많은 양의 산소를 공급할 수 있다. 창문을 닫은 상태로 8시간이 경과하면 실내 산소 농도가 20.5%에서 19.7%로 약 8,000ppm이나 낮아진다. 그러나 문을 열고 환기하면 단 10초 만에 실내 산소 농도는 다시 20.5%로 회복된다. 두세 시간에 한 번씩 실내 환기를 해 주는 것이 바람직하다.

운전 중에도 환기가 필요하다. 창문을 닫은 상태로 30분간 운전할 경우 차 안의 산소농도가 2%가량 낮아진다. 한 시간에 20,000ppm이나 떨어지는 것이다. 장시간 운전하면 피곤하고 졸음이 오는 것도 그 때문이다. 차량 운전 시 30여 분마다 창문을 열면 산소 농도가 낮아지는 것을 막아 졸음도 피할 수 있을 뿐만 아니라 암도 예방할 수 있다.

등산은 산소를 많이 마실 수 있는 가장 좋은 방법이다. 등산하는 장소는 대부분 숲속이므로 산소 농도가 높다. 게다가 경사진 곳을 오르므로 호흡량이 증가하여 많은 양의 산소를 공급 받을 수 있다. 그뿐 아니다. 숲에서 나오는 피톤치드와 음이온은 심신을 편하게 해주고 면역력 향상에 큰 도움이 된다. 등산하기 어려운 여건이라면 오염이 심하지 않은 집 주변이라도 가벼이 자주 산책하는 것도 좋다. 다만 과도한 운동은 활성산소와 젖산 증가로 오히려 산소 공급을 방해하므로 숨이 차지 않는 범위 내에서 가볍게 하는 것이 바람직하다.

그 외에도 풍욕, 심호흡도 산소 공급에 도움이 된다. 또 두꺼운 옷보다는 얇은 옷을 입고, 잠을 잘 때에도 공기가 잘 통하는 이불을 덮으면 피부를 통해 일정량의 산소를 공급 받을 수 있어 갑상선암을 치유하는 데 도움이 된다.

건강 상태가 위중하다면 실내에 산소발생기를 설치하는 것도 고려해야 한다. 산소발생기는 실내 산소 농도를 20,000ppm 정도 높일 수 있어서 암 자연치유에 큰 도움이 된다. 산소 발생 농도가 최소 70% 이상인 산소발생기를 사용해야 기대하는 효과를 볼 수 있다.

산소 공급 방해 요소를 제거하라

◈ 외부에서 많은 산소가 유입되어도 혈관이 막혀 있다면 산소를 세포까지 제대로 전달하지 못한다. 세포까지 산소를 잘 전달하기 위해서는 다음과 같은 방법이 있다.

▶ 물을 충분히 섭취하라.

물을 충분히 섭취하면 대사 과정에서 발생하는 노폐물이 소변이나 땀으로 배출되므로 혈액이 맑아진다. 혈액이 맑아지면 적혈구 용적률이 높아질 뿐만 아니라 혈류가 개선되어 갑상선 조직에 산소가 잘 공급된다. 산소 공급이 잘 되면 갑상선암 세포가 정상세포로 바뀔 수 있다.

▶ 녹차·양파·토마토·마늘·키위 등 항산화 식품을 섭취하라.

녹차에 다량 들어 있는 카테킨 성분은 지방을 분해하는데 큰 효능이 있다. 지방이 분해되면 혈류가 개선되어 산소를 세포까지 잘 전달할 수 있다. 그로 인해 갑상선 조직에 산소가 충분히 공급되어 암세포가 정상세포로 바뀐다.

그리고 녹차의 카테킨 성분은 중금속을 흡착·배출하는 효능이 있어서 활성산소 발생을 억제함과 동시에 세포와 혈관의 산화를 막는다. 그러면 세포에 산소를 원활하게 공급할 수 있어서 갑상선 암을 예방할 수 있다.

양파에 다량 들어 있는 퀘르세틴 성분은 지방을 분해하는 효능이 매우 크다. 육류를 양파와 함께 섭취하면 콜레스테롤이 몸에 쌓이지 않는다. 음식점에서 돼지고기나 오리고기, 쇠고기 메뉴에 양파를 함께 제공하는 것도 그러한 이유다. 양파를 섭취하면 혈류가 좋아져 (갑상선)암세포 조직에 충분한 산소가 공급되므로 암을 예방할 수 있다. 퀘르세틴 성분은 양파 껍질에 더 많으므로 껍질까지 활용하는 것이 좋다.

토마토에 다량 들어 있는 리코펜 성분은 콜레스테롤을 분해하는 효능이 있다. 콜레스테롤 수치가 낮아지면 혈류가 원활해지므로 세포에 산소가 잘 공급되어 갑상선암을 예방할 수 있다.

마늘은 대표적인 항암 식품이다. 마늘에 들어 있는 알리신 성분은 혈전을 용해하는 효능이 탁월하다. 마늘을 많이 섭취하면 혈류가 개선되어 갑상선 조직에 충분한 산소가 공급된다. 그러면 갑상선암을 예방할 수 있다. 키위에는 비타민C가 다량 들어 있다. 키위를 섭취한지 단 몇 주 만에 활성산소로 인해 망가졌던 세포가 정상 세포로 회복되는 실험 결과도 있다.

＊＊▶ 오메가3 식품을 섭취하라.

오메가3란 DHA, EPA 같은 종류의 불포화지방산을 말한다. 이러한 성분은 식품을 통해 섭취해야 한다. 오메가3는 혈액순환을 촉진하므로 세포에 보다 많은 산소를 공급하여 갑상선암 예방에 도움이 된다. 오메가3는 등 푸른 생선이나 꽁치, 들기름 등에 다량 함유되어 있다. 들깨는 가급적 볶지 않고 기름을 짜서 섭취하는 것이 좋다.

＊＊▶ 당근 생강 부추 감귤류를 섭취하라.

당근에 함유된 비타민C, 카로틴, 비타민 E는 혈관이나 세포의 산화를 막는다. 혈관이 산화되지 않으면 충분한 산소 공급되어 갑상선암을 예방할 수 있다.

생강의 항산화 성분인 진저롤과 쇼가올은 혈액의 산화를 막아 혈류를 개선한다. 그 결과 세포에 충분한 산소가 공급되어 암을 예방할 수 있다. 특히 생강은 열성 식품으로 체온을 높여주기 때문에 면역력 향상에 큰 도움이 된다.

부추의 유화아릴이라는 항산화 성분은 혈액 순환을 촉진한다. 혈액순환이 원활해지면 세포에 산소가 잘 공급되므로 암을 예방할 수 있다. 부추는 생채나 야채 샐러드에 곁들여 생으로 먹는 것이 효과적이다.

감귤에는 녹황색을 띤 비타민P(헤스페르딘산)성분이 다량 들어 있다. 이 성분은 중성지방을 분해·배출하는 효능이 매우 뛰어나다. 중성지방이 감소하면 혈류 개선으로 산소 공급이 원활하게 되므로 갑상선암을 예방할 수 있다.

특히 유자에는 비타민C가 다른 감귤류에 비해 훨씬 많이 들어 있다. 유자 한 개에 들어있는 비타민C는 약 150mg으로 레몬보다 무려 3배나 더 많다. 중성지방을 분해하는 식품이나 항산화 식품을 충분히 섭취하면 세포막의 포화를 막아 세포가 산소를 잘 흡수할 수 있게 되어 갑상선암을 예방할 수 있다.

** ▶ 기타

김의 포피란, 미역의 알긴산, 매생이의 리놀렌산은 혈중 콜레스테롤을 분해한다. 육류를 섭취할 때 해조류와 함께 섭취하면 콜레스테롤 수치가 낮아져 세포에 충분한 산소가 공급되어 갑상선암을 예방할 수 있다.

제7부. 갑상선암 재발을 막는 방법

암을 자연 치유한 후 다시 과거의 습관으로 되돌아가면 암은 다시 재발한
다. 갑상선암의 재발을 막으려면 암을 치유한 생활 습관을 유지해야 한다.

암 수술 후 재발하는 이유

◈ 갑상선암을 전절제하고 나면 갑상선에서는 암이 재발할 수 없다. 남아 있는 갑상선 조직이 없기 때문이다.

그러나 갑상선에서 암이 재발하지 않는다고 해서 암으로부터 해방될 것으로 생각한다면 아주 큰 오해다. 갑상선에서 암이 발병한 것처럼 다른 장기에서도 암이 발병할 수 있기 때문이다.

갑상선이 산소 부족이라면 다른 장기도 산소가 부족할 뿐만 아니라 면역력도 떨어진 상태다. 전절제로 갑상선조직이 없는 상태에서는 평생 약을 복용해야 하므로 갑상선 기능 저하 혹은 항진증에 노출된다. 따라서 폐·간·소화기 장기 등에서 암이 발병할 가능성이 높아진다. 갑상선암 수술을 받고 나면 다른 장기에서 암이 재발하는 구체적인 이유를 알아보자.

첫째, 수술로 인한 혈류장애로 암이 재발한다.

갑상선암 부분절제 시 광범위한 조직을 제거한다. 이때 잘려나간 혈관에 비례하는 만큼 혈전이 발생한다. 혈전이 혈관을 막으면 새로운 혈관이 형성되기까지는 혈류가 원활하지 못해 산소 공급이 제대로 되지 않는다. 그로 인해 수술 후 남아 있는 주변 조직에서 암 발병 가능성이 높아진다.

둘째, 처음에 발병했던 원인으로 인해 암이 다시 발병한다.

갑상선암 절제 수술은 원인을 제거하는 방법이 아니다. 따라서 처음에 발병했던 것처럼 남아있는 갑상선 조직에서 암이 재발한다.
(이상 두 가지는 부분 절제 할 때에 해당하며 이하는 전절제 수술에 해당한다.)

셋째, 수술로 인해 갑상선 기능 저하로 암이 재발한다.

갑상선에 1g의 암이 발병한 상태라면 95% 이상은 기능을 다 할 수 있다. 이 상태에서 갑상선을 전절제하면 갑상선 기능을 완전히 상실한다. 이 경우 모든 장기의 대사 기능이 저하되므로 다른 장기에서도 암 발병 가능성이 높아진다.

넷째, 방사선에 노출되어 암 발병 가능성이 높아진다.

갑상선암 수술 후 방사성요오드 치료를 받을 경우 방사선에 노출되어 암 발병 가능성을 높인다. 의사들은 방사성요오드 치료가 암 발병에 영향이 없다고 주장하지만, 방사성요오드를 처방할 경우 방사선 피폭으로 인해 조직이 파괴된다는 사실을 통해 방사성요오드치료가 암을 유발한다는 사실을 알 수 있다. 병원에서 방사성요오드 치료중인 환자와의 접촉을 금하는 것도 그 때문이다.

다섯째, 평생 약을 복용하므로 암이 재발할 가능성이 높아진다.

갑상선 호르몬제를 복용하면 갑상선 항진증이 나타날 가능성이 높아진다. 갑상선 항진증이 나타나면 과도한 대사가 이루어져 모든 장기 기능이 떨어진다. 면역세포를 담당하는 골수·흉선·림프샘의 기능이 떨어져 암 증식을 억제하지 못해 다른 장기에서 암이 재발할 수 있다.

여섯째, 처음 발병한 원인으로 인해 암이 재발한다.

대다수 환자는 암 발병 원인을 바르게 알지 못한다. 그래서 수술이나 항암 이후 자신의 몸에서 암이 발병하게 된 원인을 제대로 제거할 수 없다. 그로 인해 암이 재발할 수 있다. 이전에 발병했던 것처럼 말이다.

일곱 번째, 암에 대한 두려움으로 재발한다.

암 환자들이 암에 대한 두려움을 갖게 된 이유는 대부분 주치의로부터 "예후가 좋지 않은 암이다, 악성 암이다."라는 말을 들었기 때문이다. 자신이 신뢰하는 의사로부터 들은 말이므로 좀처럼 두려움을 떨쳐내지 못한다. 두려움을 갖게 되면 몸에서 많은 활성산소가 발생하고 결국 산소 결핍으로 암이 재발할 수 있다.

암 재발을 막는 방법

◈ 갑상선암 제거 후 다른 장기에서 암이 재발하는 것을 막기 위한 방법은 다음과 같다.

＊＊▶ 산소가 부족해진 원인을 찾아 제거하라.

암이 발병한 데에는 예외 없이 암 발병 원인 즉, 몸에 산소가 부족하게 된 이유가 있다. 암 수술 후 재발을 막으려면 암을 유발한 원인을 찾아 없애야 한다.

＊＊▶ 해로운 처방을 피하라.

암이 재발한 환자를 대상으로 상담해 보면 예외 없이 몸에 해로운 처방을 받았다. 항암제가 대표적인 처방이다. 소위 자연치유하는 곳에서는 해로운 처방을 하지 않을 것이라는 생각에 여기저기 자연치유하는 곳을 찾았다가 몸이 더욱 악화한 경우가 적지 않다. 해로운 처방을 계속 받으면 암 치유는커녕 악화하고 결국 사망하게 된다.

✱✱▶ 많은 산소를 공급하라.

만성적인 산소 부족으로 인해 암이 발병하므로 일단 외부로부터 많은 산소를 공급 받아야 암을 치유할 수 있다. 실내에서 생활하는 시간을 최소화하고 환기 및 청결을 유지하면 보다 많은 양의 산소를 공급받을 수 있다.

✱✱▶ 규칙적으로 유산소 운동을 하라.

유산소 운동을 하면 평소보다 3~4배의 산소를 더 공급받을 수 있다. 외부로부터 많은 양의 산소를 공급받으면 산소가 부족해지지 않게 되어 암 재발을 막을 수 있다.

✱✱▶ 자연환경을 즐겨라.

가까운 뒷산을 가볍게 산책하거나 들이나 야외에서 나물을 채취하는 것도 좋다. 그 과정에서 자연스럽게 치유가 되고 몸속 활성산소의 발생이 억제되므로 산소 공급이 용이해진다. 산소가 충분히 공급되면 암 재발을 막을 수 있다.

✱✱▶ 식생활을 바꾸어 혈류를 개선하라.

포화지방이 많은 육식을 줄이고 채식과 녹차, 키위, 토마토 등 항산화 식품을 골고루 섭취해야 한다. 그러면 체내 활성산소가 억제되고 혈액이 맑아져 충분한 산소를 공급할 수 있게 되어 암 재발을 막을 수 있다.

단백질은 생선이나 콩을 통해 섭취하는 것이 좋다. 육류를 섭취할 때는 지방을 제거하고, 지방식을 할 때는 지방분해를 돕는 각종 버섯류 · 양파 · 미역 등을 함께 섭취하면 좋다.

설탕이 많이 첨가된 과자, 빵, 시리얼, 자장면 등 가공식품을 줄이고 트랜스 지방이 들어 있는 마가린 쇼트닝 섭취를 제한해야 한다. 금연 금주는 필수다.

▶ 소식을 하라.

소식을 하면 소화 과정에서 소비되는 산소의 양을 줄일 수 있어서 체네 산소부족을 해소하는 데 도움이 된다. 동시에 활성산소의 발생이 감소하여 갑상선 조직에 충분한 산소를 공급할 수 있다.

▶ 물과 염분을 충분히 섭취하라.

물을 충분히 섭취하면 혈액이 맑아지고 혈류가 원활하여 외부로부터 공급받은 산소를 세포에 잘 전달할 수 있다. 인체의 물 보유량은 나트륨의 양에 비례하므로 섭취해야 할 물의 양에 비례하는 염분을 섭취해 주어야 한다.

▶ 암에 대한 두려움을 버려라.

암 환자 중 주치의로부터 "당장 수술이나 방사선 치료를 받지 않으면 생명을 장담할 수 없다, 예후가 좋지 않은 암이다. 몇 개월 살기 어렵다, 순식간에 다른 장기로 퍼질 수 있다."는 말을 들은 경우가 적지 않을 것이다. 그 말을 듣고 항암제를 받은 환자가 대부분일 것이다. 그러나 암을 스스로 극복한 사람들은 암에 대한 두려움을 갖지 않았다. 두려움을 갖게 되면 혈관이 좁아지고 활성산소가 발생하여 산소부족 현상이 심해진다.

▶ 조급해하지 말고 암에 관하여 공부하고 결정하라.

암 극복을 위해서는 자신에게 맞는 건강 정보를 습득하는 것이 매우 중요하다. 문제는 같은 암에도 불구하고 해석과 처방이 각각 다르다는 것이다. 그럴 경우 누구의 주장을 따르느냐에 따라 잘못된 처방을 받을 수도 있다.

암은 치료하는 데 있어서 다른 어떤 질병보다 시간적 여유가 있는 질병이다. 단 몇 시간 내에 죽을 수 있는 뇌출혈이나 심근경색에 비하면 시간적인 여유가 있다. 극심한 말기의 암(산소 결핍이 복수의 장기에 진행된 상태)이라도 3개월 혹은 6개월을 살 수 있고, 중한 산소부족이 아닌 환자(조기암)는 아무런 치료를 하지 않아도 대부분 5년 이상 살 수 있다. 당장 무엇인가를 하지 않으면 죽을 것처럼 두려움을 갖거나 조급해하지 말고 암에 대하여 철저하게 공부한 다음 치료 방법을 결정해도 늦지 않다.

**▶ 아는 것 보다 실천이 중요하다.

건강에 대하여 많은 정보를 알고 있어도 실제로는 건강하지 못한 사람도 적지 않다. 반면 건강에 대한 지식이 별로 없지만 건강하게 사는 사람도 상당히 많다. 건강 지식이 많아도 실천하지 않으면 아는 것이 무의미하다. 구슬이 서 말이라도 꿰어야 보배가 되듯 말이다.

**▶ 잘못된 처방을 철저히 피하라.

독자들 중에는 정말 많은 것을 열심히 실천했는데 결과가 좋지 않다고 말하는 환자들이 있다. 진단해 보면 대부분 잘못된 처방을 받았다는 것을 알 수 있다. 아무리 좋은 처방을 받아도 잘못된 처방이 포함되어 있다면 아무것도 하지 않는 것보다 못하다.

**▶ 과도한 실천이 해가 된다.

암 확진을 받으면 대부분 자신의 생활을 바꾸려고 노력한다. 잘못된 생활을 바르게 바꾸는 것은 당연히 필요한 조처다. 그런데 많은 환자들은 잘못된 생활을 바꾸기 보다는 특별한 것을 하려고 한다. 이것저것 많은 것을 실천하다 보면 잘못된 처방을 할 가능성이 높아진다. 너무 많은 것을 실천하기보다 한 두 가지라도 자신의 건강에 도움이 되는 방법을 바르게 실천하는 것이 바람직하다.

**▶ 할 일을 기록해 두고 습관화하라.

암 치유 효과를 보려면 자신에게 맞는 방법을 찾아서 기록하고 점검하면서 꾸준히 실천해야 한다. 기록하는 습관을 갖지 않으면 자신이 할 일을 잊어버린 채 시간이 훌쩍 가버린다.

**▶ 미움과 증오심을 버려라.

미움, 원망, 증오심은 활성산소를 발생시킨다. 그로인해 혈관이 손상되어 혈류 장애를 초래한다. 가족이나 이웃 간에 나쁜 감정이 있다면 이유를 막론하고 화해하는 것이 좋다.

**▶ 불평 대신 감사와 사랑하는 마음을 가져라.

매사에 긍정적인 생각과 감사하는 마음을 가져보자. 그러면 건강한 호르몬이 증가하고 면역력이 높아져 암세포 증식을 억제할 수 있다.

양질의 소금은 최고의 갑상선암 예방 식품

◈ 의학계는 고혈압 · 암 · 신장병 등을 예방하기 위해 저염식을 강조한다. 심지어 무염식을 권하는 전문가도 있다. 그러나 우리 몸의 전해질 농도가 0.9%인 점만 생각해 보아도 이는 매우 잘못된 주장임을 알 수 있다. 하루 2리터의 물이 필요하다는 사실에 근거하면 우리 몸에서는 그 0.9%인 18g의 소금이 필요하다. 그럼에도 불구하고 의학계는 무조건 저염식을 강조해 왔다.

소금이 인체에 해롭다는 주장은 잘못된 실험 결과에 근거한다. 소금 관련 실험 대부분은 소금을 정량보다 수십 배 이상 많은 양을 강제로 섭취하게 하거나, 소금이 몸 밖으로 배설되지 않게 강제하는 등의 비정상적인 실험에 근거한다. 자신들이 원하는 실험 결과를 만들기 위함이다. 그리고 소금에 들어 있는 각종 불순물도 소금에 포함하여 실험한다.

소금에는 각종 중금속이 들어 있기 때문에 중금속을 제거한 순수 소금으로 실험해야 소금에 대한 바른 실험이라 할 수 있다.

소금의 암 자연치유 기전을 알아보자.

첫 번째, 물을 충분히 섭취하여 암을 예방한다.

물을 충분히 마시면 암을 예방할 수 있다는 것은 많은 연구를 통해 밝혀진 사실이다. 물을 충분히 섭취하면 혈액이 맑아져 혈류가 개선되기 때문이다. 그러나 암 환자들은 막상 물을 섭취하려 해도 충분히 먹지 못한다. 그 이유는 체내 염분이 부족하기 때문이다. 소금을 충분히 섭취해야 그에 비례하는 양의 물을 섭취할 수 있다.

두 번째, 혈액의 농도를 낮춰 암을 예방한다.

우리 몸의 혈액은 전해질 0.9%의 항상성을 유지한다. 소금의 양에 비례하는 물을 보유하는 것이다. 만약 소금을 섭취하지 않으면 물을 충분히 먹을 수 없을 뿐만 아니라 섭취한 물도 곧바로 배출된다. 전해질 농도를 맞추기 위함이다.

반면 소금을 충분히 섭취하면 충분한 물을 먹을 수 있고 동시에 몸에 보유할 수 있기 때문에 혈액의 농도가 정상화하여 혈액순환이 좋아진다. 그러면 세포에 산소가 잘 공급되어 암을 예방할 수 있다.

세 번째, 지방을 흡착·배설하여 암을 예방한다.

소금은 지방을 흡착하는 성질이 있다. 수육을 만들 때 된장을 넣고, 고기나 생선의 기름을 제거할 때도 소금을 이용하여 지방을 제거한다. 소금이 지방을 흡착하는 효능을 활용하는 것이다.

네 번째, 중금속 배출로 암이 예방된다.

소금에는 납·수은·니켈·카드뮴·비소 등 지구상에 존재하는 대부분의 중금속이 들어 있다. 이는 소금이 중금속을 흡착하는 성질이 있음을 반증하는 것이다.

과일이나 채소를 소금물에 씻으면 농약 성분이 말끔히 제거된다.

다섯 번째, 강력한 살균력으로 암을 예방한다.

소금은 소독약보다 세포 재생력이 10배 이상 강하다. 세포 재생력이 강하다는 것은 살균력이 있음을 의미한다. 소금으로 입안을 헹구면 감기를 예방할 수 있고 생선을 소금에 절이면 부패를 막을 수 있다. 콩이나 각종 육류를 부패 없이 발효시키는 것도 소금의 살균력 효과다.

소금을 섭취하면 이러한 살균력과 더불어 면역력 증가로 세균 혹은 바이러스의 활동을 조기에 잠재워 지속적인 활성산소 발생을 억제할 수 있다. 활성산소가 억제되면 지방세포의 산화를 막아 혈류가 개선되고 세포에 산소공급이 원활해져 암 예방에 도움이 된다.

여섯 번째, 된장, 김치, 간장, 고추장의 항암성은 소금 효능이다.

된장, 김치, 간장, 고추장의 항암성은 국내외에서 많은 실험을 통해 밝혀졌다. 이들 식품에 공통적으로 들어 있는 식품이 바로 소금이다.

일곱 번째, 암 환자의 변비를 치료하는 데 도움이 된다.

변비는 장내에 변이 오랫동안 머무는 상태를 말한다. 변비에 걸리면 혈액이 오염되어 암을 더욱 촉진시킨다.

변비의 대표적인 원인은 바로 물 부족이다. 장에서는 수분을 흡수하므로 물이 부족하면 변이 딱딱하게 굳어 배변이 용이하지 못하게 된다.

변비를 해소하기 위해서는 물을 충분히 섭취하고 보유해야 하는데 이때 반드시 소금이 필요하다. 양질의 소금이나 된장을 충분히 섭취하면 해결된다. 암 환자 중에 유별나게 변비 환자가 많은 이유도 저염식을 맹목적으로 따르기 때문이다.

채식할 때 염분을 충분히 섭취하라

◈ 암 환자 대부분은 식단을 채식으로 바꾼다. 채식을 하면 산성인 체질이 알칼리성으로 바뀌어 혈관의 산화를 예방하므로 혈류가 개선된다. 이런 이유에서 채식을 실천하는 사람들은 초기에는 혈압이 낮아지고 비만도 해소되고 건강이 좋아졌다고 말한다. 그러나 채식 기간이 길어지면 건강 상태가 예전과 별반 다름없거나 오히려 악화한 사람들이 적지 않다. 기력이 약해졌다는 사람도 상당히 많다. 특히 채식을 하면서 저염식을 하는 사람들이 많은데 이 경우 건강이 크게 나빠진다. 채식을 하면서 저염식을 할 경우 체내 나트륨 부족으로 심장에 이상이 발생할 수 있기 때문이다.

채식과 함께 저염식을 하면 어떤 일이 일어나는지, 그리고 그 이유가 무엇인지 구체적으로 알아보자.

첫째, 심부전이 발생할 수 있다.

채소에는 칼륨을 비롯한 다양한 미네랄이 들어 있다. 칼륨은 강력한 이뇨제다. 장기간에 걸쳐 채식을 하면 칼륨으로 인해 몸속 나트륨이 빠져나간다. 그러면 나트륨 부족으로 심장 기능이 급속하게 떨어진다. 나트륨 부족이 심할 경우 심부전이 발생할 수 있다. 심부전은 급사할 수 있을 만큼 위험한 현상이다. 따라서 채식을 할 때는 그에 비례하여 충분한 염분을 섭취해야 한다.

의사들은 나트륨 배출을 위해 칼륨이 많은 식품을 섭취하라고 말한다. 그러나 실제는 그 반대다. 과도하게 축적된 칼륨을 배출하기 위해 나트륨을 섭취해야 하는 것이다. 이뇨를 목적으로 칼륨이 많은 옥수수수염이나 호박 혹은 질경이 달인 물을 꾸준히 먹는 분들은 특히 저나트륨증을 주의해야 한다.

둘째, 고혈압·암·당뇨병이 발병한다.

채식으로 인해 체내에 나트륨이 과도하게 배출되면 물을 충분히 섭취할 수 없다. 억지로 먹는다고 해도 몸에서는 곧바로 물을 배출한다. 0.9%의 전해질 균형이 깨지는 것을 막기 위함이다. 따라서 우리 몸은 나트륨의 양에 비례하는 물의 양만 보유할 수 있다.

저염식으로 인해 체내 물이 부족해지면 혈액이 걸쭉해진다. 그러면 혈류가 나빠져 정상 혈압으로는 세포에 충분한 산소를 공급할 수 없다. 그래서 세포에 부족한 산소를 더 공급하려고 심장은 혈압을 높인다. 만성적으로 혈압을 높여야 하는 상황이 되면 세포에 산소가 부족해져 암이 발병할 수 있다.

저염식으로 인해 혈액이 걸쭉해지면 먼저 인슐린의 이동이 원활하지 못해 2형 당뇨가 되고 이 상태가 계속되면 혈관이 막혀 췌장에 충분한 산소와 영양을 공급할 수 없게 되어 췌장 기능이 떨어지는 1.5형 당뇨가 될 수 있다.

셋째, 결석이 생긴다.

채식을 하면서 저염식을 할 경우 체내 물 부족으로 체액이 농축된다. 농축된 체액이 칼슘이나 수산 및 콜레스테롤과 결합하면 신장결석·간 결석·췌장 결석·안구 결석 등이 발생한다.

넷째, 변비에 걸린다.

채소나 과일에 들어 있는 섬유소는 체내 지방과 노폐물을 흡착하여 배출하고 동시에 배변 활동을 돕는다. 그러나 채소에 풍부한 칼륨으로 인해 과도하게 이뇨가 되어 체내 물이 부족해지면 변비가 발생한다.

채식은 기본적으로 암·고혈압·당뇨병 치료에 도움이 된다. 그러나 채소나 과일에 들어 있는 칼륨으로 인해 손실되는 나트륨을 충분히 보충해 주어야 효과를 볼 수 있다.

제8부. 암에서 생존하기 위한 선택

•

•

•

암에서 생존하려면 수술부터 받지 말고 먼저 자연치유를 실천해야 한다.
장기 제거는 최후의 수단이 되어야 한다.

첫 번째 선택이 생사를 결정한다

◈ 필자는 암으로 사망하는 환자 대다수가 잘못된 치료를 받은 결과라고 판단한다. 이에 대하여 "무슨 근거로 그렇게 단언하느냐? 현대의학을 그렇게 폄훼해도 되느냐?"며 반문을 넘어 반감을 가질 독자도 있을 것이다.

하지만 현대의학이 진정한 암 치료 방법을 알지 못한다는 것은 그들 스스로의 자백이다. 그들은 "암의 원인을 모른다, 치료할 수 없다. (미 국립암센터)"고 천명했고, 국내외 저명한 암 전문의들 또한 "암은 유전이며, 연구하면 할수록 치료할 수 없는 질병이다. (김의신 박사, 김성진 박사 외)"라고 입을 모으고 있다. 한마디로 병의 원인을 모르고 치료하고 있다는 얘기다.

암은 세포에 산소가 결핍되면 나타나는 현상이다. 혹 갑상선에 몇 센티미터의 암세포가 있어도 다른 조직에 산소결핍 현상이 없다면 죽을 일 없다. 반대로 몸에 암이 없어도 인체 광범위한 조직 혹은 주요 장기에 산소가 결핍되면 생명을 잃을 수 있다. 뇌출혈이나 심근경색 혹은 심장 마비가 바로 그것이다. 몸에 암이 있느냐 없느냐보다 산소결핍 정도에 따라 생사가 달라지는 것이다.

독자 대부분 "수술받기 전에 암을 조금만 더 공부했더라면 얼마나 좋았을까!"라며 아쉬워한다. 그러나 한번 잘려 나간 장기는 그 어떤 방법으로도 이전의 상태로 되돌릴 수 없다. 어쩔 수 없이 암을 제거하는 처방을 따른다면 그것은 최후의 선택이어야 한다.

암 확진 후 수술과 방사선처럼 몸을 파괴시키는 처방을 선택하느냐, 아니면 몸을 살리는 방법을 선택하느냐에 따라 운명이 달라진다. 암 확진을 받았다면 당황하지 말고 암에 대하여 충분히 공부한 다음 첫 번째 선택을 잘해야 생존 확률을 높일 수 있다.

한 가지 의학만 집착하지 마라

◆ 현대의학을 필두로 통합의학, 대체의학, 한의학, 민간의학 등 다양한 의학이 경쟁하고 있다. 의학 분야별로 접근하는 방법이 다르고 같은 분야의 의학 내에서도 전문가마다 주장이 다르다. 누구를 만나 어떤 처방을 받느냐에 따라 운명이 달라질 수 있다는 얘기다.

병원에서 치료받는 환자들은 수술·항암제·방사선 치료에 집중한다. 그들은 주로 치료를 받은 후 어떻게 하면 빨리 회복할 수 있는지, 항암제 부작용을 어떻게 극복하는지, 방사성요오드 치료 시 주의 사항은 무엇인지, 호르몬제를 어떻게 복용해야 하는지에 대하여만 관심을 갖는다. 처음 선택한 방법에 매몰되어 다른 치유 방법에 대한 관심을 거의 갖지 않는다.

갑상선을 제거한 환자들은 평생 약을 복용하지 않으면 생존이 불가능하다는 사실을 알고 있다. 평생 약을 복용해야 하고 약을 복용한 이후 나타나는 갑상선 항진증 등 부작용도 운명으로 여긴다.

그러나 수술을 받든 안 받든 생존율에 차이가 없을 뿐만 아니라 수술 후 삶의 질이 형편없이 떨어진다는 사실을 수술 전에 알았더라면 수술 여부를 신중하게 고려했을 것이다.

그러나 처음부터 자연치유를 선택하는 사람들은 그와 정반대다. 일부 병원 치료에 대한 미련을 갖기도 하지만, 주로 자연치유에 대한 정보를 얻으려고 집중한다. 그들은 생활환경 개선과 식단 개선 및 스트레스 관리, 유산소 운동 등 자신의 장기를 지키면서 건강을 되찾기 위한 방법을 모색한다.

위와 같이 암 확진 후 처음 선택한 특정 의학이나 치료 방향에 대하여 집착하는 경향이 있다. 그럴 경우 자신에게 진정 맞는 치료 기회를 놓칠 수 있다.

암 확진을 받으면 한 가지 방법만 집착하는 것은 바람직하지 않다. 다양한 정보를 섭렵한 후 자신에게 맞는 치료 방법을 선택해야 한다.

자연치유가 먼저다

◈ 암 확진을 받은 후 처음부터 자연요법을 실천하는 사람은 흔치 않다. 대부분 암 환자들은 일단 수술부터 받고 본다. 안타깝게도 수술을 받고 나면 향후 치료 방법에 있어서 선택의 기회가 줄어든다.

갑상선암이라는 이유만으로 갑상선을 제거하면 회복할 갑상선 자체가 없으므로 자연치유를 할 수 있는 기회가 상실된다. 아무리 자연치유를 잘한다고 해도 손실된 장기를 원상복구 하는 것은 전혀 불가능하고 몸을 회복하는 데에도 한계가 있다.

자연치유를 선택하려면 수술이나 방사선 요법 등으로 장기를 훼손하지 않은 상태에서 시작하는 것이 좋다.

암의 크기보다 몸 상태가 중요하다

◈ 암 검진을 받는 이유는 크게 두 가지로 나뉜다. 자신의 몸에 암이 있는지의 여부를 알고자 할 때, 혹은 암 확진 후 치료 경과를 알기 위해서 검진을 받는다.

그러나 검진을 받기 전 고려해야 할 사항이 있다. 검진 과정에서 방사선에 피폭되어 암이 악화하고 결과가 나쁘게 나오면 두려움과 공포감으로 역시 암이 급속도로 확산한다는 사실이다. 의사들은 이러한 사실을 고지하지 않고, 암 환자들은 의사의 지시를 맹목적으로 따른다.

암 검진 과정을 통해 암이 확산한다는 것을 알게 되면 환자들은 딜레마에 빠진다. 검진을 받자니 암이 확산하고 받지 않자니 자신의 치료 결과가 몹시 궁금하기 때문이다.

그렇다면 어떻게 해야 할까? 검진을 받지 않고도 암 진행 여부를 스스로 판단할 수 있는 방법이 있다. 암이 줄었는지 커졌는지를 정확히 알 수는 없지만, 전반적인 몸 상태로 판단이 가능하다. 몸의 호전반응 혹은 악화 반응으로 판단하는 것이다.

암은 산소가 부족하여 발생하므로 산소가 부족하면 어떤 증상(악화반응)이 나타나는지, 산소부족이 해소되면 어떤 현상(호전반응)이 나타나는지를 통해 자신의 몸 상태, 즉 암의 확산 여부를 스스로 판단할 수 있다.

암 환자의 호전반응, 악화반응에 대한 상세 내용은, '**암 걸을 힘 만 있으면 극복할 수 있다**' p173 이하 '암은 신호를 보낸다.' 및 '**암 산소에 답이 있다**' 책 p312 이하 '산소 결핍상태를 아는 방법' 부분을 참고 바란다.

암 자연치유에 대한 맹신을 버려라

◆ 최근 병원 치료를 거부하고 대체의학(자연 의학, 한의학, 통합의학, 민간의학)을 찾는 환자가 크게 늘었다. 현대의학에 대한 불신을 갖게 된 환자들이 그만큼 많아졌다는 얘기다. 대체의학을 선택하는 환자들은 자연치유는 부작용이 없을 것이라고 생각하고 적극적으로 처방을 받는다.

그러나 이 또한 세심한 주의가 필요하다. 도심에 살던 사람이 자연치유를 하면 일시적으로 호전될 수 있다. 자연치유를 하는 곳은 대부분 숲속에 있기 때문이다. 오염되지 않은 맑은 공기를 통해 많은 산소를 공급 받을 수 있을 뿐만 아니라 세상의 염려·근심·스트레스 등이 자연 해소되는 것이다. 게다가 주로 채식으로 음식이 제공되므로 암이 자연치유 되는 방향으로 체질이 바뀐다.

그러나 단기간의 치료로는 암을 극복할 수 없다. 대다수 암 환자들은 여러 가지 형편상 보름이나 한두 달 내 숲속에서의 생활을 마치고 본래의 생업으로 돌아오기 때문이다. 보다 본질적인 문제는 자신에게 암이 발병했던 원인을 해결하지 않은 채 이전 생활환경으로 돌아온다는 것이다. 결국 암이 다시 진행될 수밖에 없다.

현실적으로 암을 자연치유 하는 곳의 문제점을 정리하면,

첫째, 비용이 매우 비싸다.

자연치유 센터의 치료비용은 병원 보다 다섯 배 내외 더 비싸다. 적게는 월 200만 원에서 500만 원 이상의 비용을 받는다. 대부분 건강보험 적용이 안 되는 데다 원가에 비해 많은 비용을 청구하기 때문이다.

둘째, 검증되지 않은 약재를 사용한다.

항암효과가 검증된 식품은 물, 양질의 소금, 마늘, 양파, 키위, 녹차, 토마토, 당근, 혹은 각종 채소와 같이 일상에서 잘 알려진 식재료들이다. 그러한 식자재의 가격은 투명하고 환자가 직접 구하기 쉬운 재료들이다. 그래서일까? 자연치유 한다는 곳에서는 대부분 알려지지 않은 약재를 사용한다. 어떤 약을 처방 받았느냐고 물어보면 사용 약재에 대하여 알려주지 않거나, 들어도 잘 모르는 약재다. 그러한 약들을 확인해 보면 검증되지 않은 약재가 대부분이다.

셋째, 치료 효과가 제한적이다.

암은 특정한 방법으로 치유할 수 있는 것이 아니다. 식생활뿐만 아니고 환경적 요인, 정신적 요인 등 종합적인 처방이 필요하다. 생활 습관 전반을 바꾸어야 효과를 볼 수 있다. 그러나 자연치유 하는 곳에서는 환자의 잘못된 생활 습관을 바꿔주지 않는다. 환자별 암의 원인을 바로 분석하고 종합적인 처방을 하지 않는 한 치료 효과는 제한적일 수밖에 없다.

넷째, 부작용이 나타나는 경우가 적지 않다.

소위 자연치유 전문가라는 의사들은 대부분 한약에 대한 이해가 부족하다. 약성과 독성이 동시에 있는 한약재는 법제를 해서 사용해야 한다. 어떻게 조제하느냐에 따라 약이 될 수도 있고 독이 될 수도 있다는 얘기다. 한의사가 아니면 잘못된 약을 처방할 수 있으므로 주의가 필요하다.

자연치유 하는 곳을 다녀온 환자 중 필자를 찾아온 환자들은 대부분 심각한 악화반응을 겪고 있었다. 그럼에도 불구하고 치유 센터에서는 악화반응을 명현반응이라며 자신들이 처방한 약을 계속 복용하라고 권한다는 것이다. 몇몇 환자들은 약 복용을 중단하는 것만으로도 이전의 건강을 회복하기도 한다.

이처럼 자연치유를 하더라도 효과가 제한적이거나 부작용이 발생하는 경우가 적지 않다. 자연치유를 맹신하면 효과를 보지 못하거나 되돌릴 수 없는 피해를 받을 수 있다. 어떤 처방이든 암 치유에 진정으로 도움이 되는지를 확인해야 한다.

제9부. 누구를 만날 것인가

•

•

•

암 환자는 어떤 의학, 어떤 의사를 만나느냐에 따라 운명이 결정된다. 평판만을 보고 맹신하거나 특정 치료 방법에만 집착하면 돌이킬 수 없는 피해를 입을 수 있다.

바른 정보를 선택하는 것이 핵심이다

◈ 건강이 삶의 화두로 떠오르면서 암, 고혈압, 당뇨병 등 질병에 관한 책이 서점에서 인기가 높다. 인터넷 카페는 물론 유튜브에도 건강 정보가 홍수를 이룬다.

문제는 같은 질병, 같은 증상을 놓고도 해법이나 의견이 제각각이고 전혀 상반된 처방도 적지 않다. 현대의학, 한의학, 민간요법처럼 서로 다른 의학이라서 주장이 다른 것도 아니다. 현대의학의 의사들 사이에서도 "이게 옳다, 저게 옳다."며 논쟁이 분분하다.

의학계 내에서 구충제의 항암효과, 비타민C 메가도스 요법의 항암효과, 과산화수소의 항암효과 여부 등에 대하여 논란이 계속되고 있다. 한약에 대한 항암효과를 두고도 의사들은 미국 논문을 인용하면서 한약에는 항암효과가 없다고 주장하고, 한의사들은 중국 논문을 근거로 항암효과가 있다고 주장한다.

최근에는 비타민C 메가도스 정맥주사 요법이 의학계의 관심을 모으고 있다. 하루 섭취 권장량의 1,000배에 달하는 50,000에서 60,000mg의 비타민C를 정맥에 투여하면 암세포가 대부분 사멸한다는 주장이다. 이는 노벨상을 두 번이나 수상한 바 있는 라이너스 폴링의 연구 결과다.

그러나 메이요 클리닉에서 검증한바 효과가 없다는 주장이 제기되었고 이후 50여 년간 논쟁 중이다. 지금까지도 라이너스 폴링파와 메이요 클리닉파로 나뉘어 힘겨루기가 벌어지고 있다. 각자 자기주장이 옳다는 사실을 입증하기 위해 실험 결과를 왜곡하거나 상대방에 대하여 음모론까지 제기한다.

엄연한 사실이 존재하는 과학적 사실을 두고 정치 싸움을 하듯 사실 왜곡이 난무한 것이 현실이다. 환자들 입장에서는 몹시 혼란스러울 수밖에 없다.

이때 논란을 정리할 수 있는 방법은 약리작용에 대한 기전이다. 문제는 어느 누구도 기전을 밝히지 않고 일방적 주장만 한다는 것이다. 결국 환자나 가족 스스로 정보의 옳고 그름을 판단해야 하는 상황이다. 전문적인 지식이 없는 환자 입장에서 그게 가능하냐고 반문할 것이다. 그러나 기초적인 논리력만 있다면 정보의 옥석을 가리는 것은 그다지 어렵지 않다.

운동 경기에서 심판은 선수만큼 시합을 잘하지 못한다. 하지만 판정 기준을 바로 알면 어느 선수가 규칙을 위반했는지 판단할 수 있다. 바둑도 옆에서 훈수를 두는 사람이 수를 더 잘 읽는다고 한다. 전문가마다 각자 자기주장이 옳다고 주장할 경우 심판자 입장에서 보면 누구의 주장이 이치에 맞는지 판단할 수 있다.

바른 정보를 판단하는 방법을 요약하면,

첫째, 원인을 제시하고 있는지 확인해야 한다.

모든 질병에는 원인이 있다. 원인을 모르고는 어떤 질병도 해결할 수 없다. 원인을 제시하고 원인을 치유하는 처방이 이루어져야 한다. 원인이 무엇인지 밝혀야 한다는 얘기다. 그리고 원인을 밝힐 때는 논리 비약이나 오류가 없어야 한다.

둘째, 실험 결과가 있는가?

바르게 분석한 원인이라면 실험 결과도 동일하게 나온다. 일각에서는 '이론과 실제는 다르다'고 말하는 데 그것은 이론과 실제가 다르게 나오는 것이 아니고 이론이 맞지 않거나 실험을 잘못했기 때문에 나타나는 현상이다.

셋째, 다수의 사례가 있는가?

바른 정보라면 환자에게 적용했을 때 그 논리대로 결과가 반복하여 나온다. 다만 한 번도 적용해 보지 않은 경우에는 사례가 없을 수도 있다는 점을 고려해야 한다.

의학 정보를 볼 때는 이상의 세 가지 사항을 꼼꼼히 체크해서 정보의 옳고 그름을 판단해야 한다.

이런 의사를 만나라

◈ 의학은 현대의학, 대체의학, 통합의학, 한의학, 자연 의학, 민간의학 등으로 나눌 수 있다. 현대의학을 제외하고 나머지를 대체의학이라고 통칭하여 부르기도 한다. 암을 극복하는 데 있어서 어떤 의학 혹은 어떤 의사를 만나느냐가 매우 중요하다. 암 환자는 다음과 같은 의사를 만나는 것이 좋다.

▶ **방법을 설명해 주는 의사를 만나라.

의사들은 늘 바쁘다고 말한다. 그래서인지 좀처럼 친절하게 질문을 받아주거나 치료 방법에 대하여 자세하게 설명하지 않는다. 정말로 바빠서 설명할 시간이 없기 때문일 수도 있고 자신의 치료 방법을 설득력 있게 설명할 수 없기 때문일 수도 있다. 암이 무엇인지, 왜 발생하는지, 어떻게 해야 치유가 가능한지를 알고 있다면 이해하기 쉽게 설명할 수 있을 것이다. 치료 방법에 대하여 환자가 이해할 수 있게 설명해 주는 의사라면 신뢰해도 될 것이다,

▶ **긍정적인 말을 하는 의사를 만나라.

식물도 '사랑한다, 곱다, 아름답다'고 말해주면 건강하게 잘 자

란다고 한다. 미생물인 물도 생명력이 강한 물로 변한다는 연구 결과도 있다. 하물며 만물의 영장인 인간은 두말할 필요가 없을 것이다. 자신을 치료하는 의사로부터 살 수 있다는 희망적인 말을 듣는다면 긍정 에너지로 암을 극복하는 데 큰 힘이 될 것이다.

암 환자를 살리는 가장 중요한 일은 수술도 항암제도 부분적인 자연요법도 외부 환경도 아니다. 죽음에 대한 두려움 대신 살 수 있다는 희망을 갖는 것이다. 희망이 보여야 운동이나 등산, 식생활 개선과 스트레스 관리 등 암을 극복하는 방법에 대한 실천 의지가 생길 것이다.

**▶ 근본 치유를 하는 의사를 만나라.

암은 수술 · 항암제 · 방사선 등으로는 절대 완치할 수 없다. 암에서 생존하려면 암이 발병하지 않는 인체 환경으로 바꿔야 한다. 그것은 외부로부터 공급받은 산소를 세포까지 잘 소통되도록 해주는 것이다. 구체적으로 혈관이 막히거나 좁아지지 않게 하는 방법을 말한다. 이 방법을 알고 처방하는 의사를 만나면 암을 극복하는 데 큰 도움이 될 것이다.

**▶ 질문에 충분히 응대하는 의사를 만나라.

필자는 방사선 치료를 받던 지인의 주치의로부터 "방사선 처방 결과 암이 줄어들었다, 효과가 아주 좋다."고 설명하는 것을 들었다. 이에 필자가 "원인을 제거한 것이 아니므로 암이 재발할 것 아니냐?"고 질문했더니 의사는 심하게 화를 내면서 "당장 나가세요."라고 했다. 그 후 지인에게 "질문에 대해 답변을 하지 못하는 의사에게 몸을 맡기는 것을 재고하라."고 권했다. 기본적이고도 중요한 질문에 답변하지 못하는 의사라면 암을 바르게 치료하지 못할 것이기 때문이다. 필자의 권고에도 불구하고 계속하여 치료를 받다가 지인은 수개월 후 사망했다. 그러나 가족들은 환자가 왜 사망했는지조차 제대로 알지 못하고 있었다. 이런 의사는 자신의 치료 결과에 대하여 책임감이 없는 의사다. 치료를 받는 중이라도 바꾸는 것이 좋다.

▶ 암을 몸소 겪어 본 의사라면 최상이다.

암이나 모든 질병 치료 방법에 대하여는 스스로 치유해 본 경험자가 해당 질병에 대하여 가장 잘 알고 있다고 봐야 한다. 암에 걸린 후 스스로 암을 완치한 의사라면 더욱 그러하다. 항암제를 거부하고 암을 치유한 의사라면 본질적으로 항암제의 부작용을 알고 있는 의사다. 게다가 암을 경험한 의사는 환자의 입장을 이해할 것이다. 이러한 의사를 만날 수 있다면 최상이다.

이런 의사를 피하라

◈ 암 환자는 어떤 의사를 만나느냐에 따라 운명이 결정된다고 해도 과언이 아니다. 주치의는 바르게 치료해주는 것은 물론 환자에게 어떤 말을 하느냐, 어떤 태도로 대하느냐 하는 것도 매우 중요하다. 이런 관점에서 아래에 해당하는 의사라면 피하는 것이 좋다.

**▶ 두려움을 심어주는 의사

환자에게 의사의 말은 절대적 권위를 갖는다. 의사로부터 "3개월 남았습니다."라는 말을 들으면 단 한 순간도 죽음에 대한 생각을 지우지 못한다. 두려움을 가지면 암은 급속도로 확산한다. 환자의 상태와 무관하게 3개월이 되기도 전에 사망할 수 있다.

부정적인 생각이 얼마나 건강에 해로운지 경험했을 것이다. 출근길 동료로부터 "안색이 안 좋아 보여, 어디 아파?"라는 말을 듣게 되면 하루 종일 기분이 좋지 않고 힘이 빠진다. 하물며 자신의 목숨을 책임질 것으로 믿었던 의사로부터 "곧 죽는다."는 말을 듣는다면 어떻게 되겠는가?

대다수 의사는 환자 상태를 실제보다 과장해서 알려준다. 심지어

0기인 암 환자에게 "당장 수술받지 않으면 전신으로 전이하여 3개월도 못 산다."고 말하는 의사도 있다. 그러나 대부분 사실이 아니다. 필자의 지인 사례다. 그는 암 진단을 받았지만, 가족들이 알려주지 않았을 때는 건강하게 생활했다. 그러나 병원 검진 이후 자신을 대하는 가족들의 태도를 보고 "내가 혹시 암이 아니냐?"고 물었다고 한다. 가족들은 사실대로 말해주지 않았다. 평소와 다른 가족들의 태도에 그는 의사를 찾아가 사실대로 말해 달라고 간청했다. 그는 의사로부터 "당신은 췌장암인데 몇 개월 살지 못합니다. 방법이 없습니다."라는 말을 듣게 되었다. 그 후 농사일도 포기하고 마을 뒤 선산 묘지에 올라가 죽음만을 생각하다가 단 3일 만에 세상을 떠났다.

독자 중 함예O(39세, 여) 씨가 유방암 확진을 받은 후 의사로부터 3개월 시한부라는 말을 들었다. 자연치유 하는 곳에서도 같은 말을 반복하여 들었다고 했다. 환자는 필자에게 "내가 살 수 있겠느냐?"고 물었다. 그녀는 헬스트레이너였는데 매우 건강해 보였다. 환자는 전화할 때마다 "제가 이젠 두 달 남았는데요. 정말 살 수 있을까요?"라고 하면서 곧 죽는다는 의사의 말을 연속 내뱉었다. 이후 또 전화를 걸어와 "한 달 남았는데요, 저는 곧 죽겠지요?"라고 물었다. 필자가 죽지 않는다고 말을 해주어도 받아들이지 않았다. 이후 소식을 들어보니 약 3개월 만에 강원도 산속 자연치유 센터에서 요양하던 중 사망했다고 한다. 환자가 만약 3개월 시한부라는 말을 듣지 않았더라면 3개월 만에 사망하지는 않았을 것이다.

암 환자에게 가장 큰 위험 요소는 암 자체보다 두려움과 공포감을 갖는 것이다. 건강한 사람도 극심한 스트레스를 받으면 수일, 수 시간 이내에 사망할 수 있다. 두려움을 심어주는 의사를 만나는 것은 매우 불행한 일이다.

환자에게 부정적인 말을 하는 주치의가 있다면 그가 치료하던 암 환자들이 대부분 죽었다는 사실을 자백하는 것과 다름없다. 그런 의사를 만나면 삶에 대한 희망을 가질 수 없게 되어 수명이 크게 단축된다. 환자에게 부정적인 말을 하는 의사를 만나서는 안 된다. 혹시라도 자신의 주치의가 부정적인 말을 한다면 당장 인연을 끊는 게 좋다.

**▶ 검증되지 않은 약 처방을 하는 의사

최근 제도권 내 의사 중에는 대체의학 혹은 통합의학을 하는 의사들이 적지 않다. 이들은 수술·항암제 대신 암세포를 죽인다는 각종 약재를 사용하기도 한다. 그러나 그들이 사용하는 약들은 대부분 암 극복에 도움이 되기보다 해로운 처방이 적지 않다.

암에 좋은 것들은 대부분 이미 잘 알려진 것들이다. 구하기도 어렵지 않고 비싸지도 않다. 마늘이나 녹차, 키위, 배, 물, 된장 등이 이에 해당한다. 이러한 것들은 이미 잘 알려져서 터무니없이 비싸게 받을 수 없다. 그래서일까? 소위 자연치유 한다는 곳에서는 실제 검증된 식품이나 약재보다 환자들이 잘 알지 못하는 특별한 약재를 사용한다. 알려지지 않은 약재들은 검증되지 않은 것이 대부분이다. 자신의 주치의가 검증되지 않는 약재를 처방한다면 숙고해 보아야 한다.

✳✳▶ 지나치게 비싼 처방을 하는 의사

암을 극복하는 데에는 많은 비용이 들지 않는다. 물론 산삼처럼 비싼 약재도 있다. 비싸다고 해서 반드시 해로운 것은 아니라는 얘기다. 문제는 비싸면서도 객관적으로 검증되지 않았거나 대중에게 알려지지 않은 약재다. 그러다 보니 원가보다 비싸도 환자로서는 적정한 금액인지 알 수 없다. 실제 독자 상담을 해 보면 자연치유하는 곳에 가서 한 달에 수백만 원에서 천만 원에 달하는 비싼 처방을 받고 건강을 크게 해치거나 사망한 사례도 적지 않다. 지나치게 비싸도 처방받고 싶다면 처방에 쓰인 약재와 성분 그리고 기전을 요구해야 한다. 이때 설명하는 내용이 충분히 이해되지 않는다면 역시 피하는 것이 좋다.

＊＊▶ 약만 처방하는 의사

암이 발병한 원인은 환자마다 다르다. 그런데 병원은 물론 대다수 자연치유 하는 곳에서는 원인을 치유하기보다 약을 위주로 처방한다. 또한 환자마다 체질(원인)이 다른데도 획일적으로 약을 처방하고 있다. 약 처방은 보조적인 수단이어야 한다. 약에만 의존하는 방법으로는 절대 암을 완치할 수 없다는 얘기다. 약을 위주로 처방하는 의사는 피하는 것이 좋다.

＊＊▶ 약 성분을 말해주지 않는 의사

환자들은 믿을만한 곳을 찾아가 처방받는다. 이때 처방 받는 약에 대하여 어떤 성분이 들어있는지 묻지 않는다. 그 약을 먹으면 어떤 기전으로 암이 치료되는지 더더욱 묻지 않는다. 그저 의사를 믿고 따를 뿐이다. 약 성분을 모른 채 처방받으면 부작용이 나타나도 왜 발생하는지 알 수 없다. 그러므로 약재 성분이 무엇인지 알려주지 않는 의사는 피해야 한다.

＊＊▶ 수술 · 항암제 · 방사선을 받고 오라는 자연치유 의사

자연치유는 외부로부터 물리적인 방법을 가하지 않고 완치하는 것을 말한다. 그런데 자연치유를 한다면서 수술만큼은 반드시 받고 오라는 자연치유 전문가가 있다. 심지어는 항암제와 방사선까지 모두 받고 오라는 경우도 있다. 그것은 자신의 실력으로는 암을 치료할 수 없다는 사실을 자인하는 것이다. 그들은 자신의 처방으로는 암이 치료되지 않는다는 사실을 알고 있기 때문에 병원 처방을 다 받고 오라고 하는 것이다.

자연치유 전문가들은 환자를 치료하는 과정에서 호전반응이 나타나지 않으면 매우 부담스럽다. 왜 호전반응이 없느냐며 따지는 환자도 있기 때문에 의사로서는 매우 부담스러운 일이 아닐 없다. 수술을 받고 온 환자의 경우에는 호전반응 여부를 알 수 없다. 암이 제거된 상태이기 때문이다.

암을 제거한 경우 그대로 방치해도 대부분 몇 개월 내에는 재발하지 않는다. 암 재발 여부는 자연치유가 끝나고 몇 개월 지나야 알 수 있다. 생리적인 문제를 야기하는 등 필연적으로 수술을 받아야 할 경우가 있으나 암 상태와 무관하게 모든 암을 제거하고 오라고 하는 자연치유 의사는 피하는 것이 좋다.

＊＊▶ 두려움을 심어주는 의사

우리나라 갑상선암 환자의 97%가 수술을 받는다. 97%라는 수치가 많다, 적다를 비교할 절대 기준은 없다. 다만 대부분 무증상이고 순한암 거북이암이라고 부를 만큼 빠르게 증식하는 암도 아니라는 점을 고려하면 매우 많은 환자가 수술을 받고 있다. 암을 그대로 두면 암이 전이한다고 믿기 때문이다.

주치의로부터 생명을 잃을 수 있다는 말을 들으면 환자나 가족은 패닉에 빠진다. 몸에 암이 있다는 것만으로 공포감을 갖는데 악성이다. 전이한다. 그대로 두면 곧 죽는다.' 는 말을 들으면 어떻겠는가? 암에 대하여 알아볼 겨를도 없이 의사의 권유에 따라 수술혹은 항암제를 받게 된다.

흔히 경험하는 사례다. 치과에서는 잇몸에 통증이 있다고 하면 X-ray를 찍는다. 사진에 치조골이 조금 내려앉은 것만 보여도 "잇몸 상태가 몹시 좋지 않다. 그대로 두면 전체로 퍼져 치아를 모두 뽑아야 한다. 빨리 발치해야 한다."며 겁을 준다. 의사의 판단이 맞는 경우도 있지만, 지나고 보면 대부분 과장이라는 사실을 알 수 있다. 그럼에도 불구하고 의사의 말을 따르면 멀쩡한 치아를 죽이거나(소위 신경치료) 뽑히고 만다. 그리고는 비용 많이 드는 임플란트를 하게 된다.

❋❋▶ 의사들이 과장하는 이유

독자들은 암 확진 직후 대부분 의사로부터 실제 자신의 암 상태보다 위중한 암이라는 말을 듣는다. 0기 혹은 1기의 암인데도 불구하고 당장 항암제를 받지 않으면 암이 급속도로 퍼져 6개월 이

내에 죽을 것이라는 말을 들었다는 환자도 있다. 누가 봐도 과장된 주장이다. 그렇다면 의사들은 왜 실제 상태보다 과장해서 말할까?

첫째, 자신이 경험한 사실대로 말한 것이다.

갑상선암은 대부분 항암제를 사용하지 않으므로 예외적이지만, 항암제나 방사선과 같은 치료를 받은 암환자들 상당수가 5년 이내에 사망한다. 5년을 생존한 환자 역시 암이 계속 재발하며 사망에 이른다. 암 사망자 대다수가 항암제나 방사선과 같은 극약처방을 받은 결과다. 의사들은 자신이 경험한 사실을 그대로 말한 것이다.

둘째, 생존에 대한 기대를 갖지 않아야 의사 입장에서는 부담이 없다.

만약 환자에게 "이 병은 살 수 있습니다. 염려하지 마세요."라고 말했다가 결과가 좋지 않으면 의사의 부담으로 돌아온다. 살릴 수 있는 환자를 살리지 못했다며 의사는 실력을 의심 받거나 실수했다고 원망을 들을 수도 있다. 그런 비난을 피하기 위해 '죽을 수 있다'는 생각을 주입하여 완치에 대한 기대를 하지 못하게 한다. 소위 면피용 출구전략이다. 환자가 살면 의사가 살린 것이고, 죽으면 환자 책임이 되는 것이다.

셋째, 기를 꺾어 놓아야 지시를 잘 따른다.

만약 "당신은 치료를 받지 않아도 별문제 없습니다. 암은 있다가도 없어지고 없다가도 생기기를 반복합니다. 스트레스를 잘 관리하고 금연과 금주, 육류 대신 과일과 채소를 많이 섭취하고, 운동만 열심히 해도 암은 없어집니다."라고 말한다면 어떤 일이 벌어질까? 그 후 "당장 수술받아야 한다, 항암제를 받아야 한다."라고 말하면 "별 문제없는데 왜 멀쩡한 장기를 드러내라고 하냐? 아니 항암제라니?"라며 지시를 따르지 않을 것이다.

환자가 질병에 대하여 두려움을 가져야 의사의 말에 고분고분하며 잘 따른다. "당장 조처하지 않으면 주요 장기로 암이 전이하여 위험하다."는 말을 들으면 환자나 보호자는 마음이 다급해진다. 평정심을 잃은 채 모든 것을 의사에게 맡긴다. 몸을 낮추고 의사의 지시에 고분고분하게 된다. 이렇게 환자의 기를 꺾어 놓으면 의사가 원하는 방향으로 환자를 다루기 수월해진다. 갑과 을의 위치가 뒤바뀌는 것이다.

암 환자가 피해야 할 상황

◈ 환자의 생존 여부는 환자의 주변 상황에 의해 적지 않은 영향을 받는다. 주변에서 어떻게 대하는가에 따라 운명이 달라질 수 있다는 얘기다. 환자가 피해야 할 환경에 대하여 알아보자.

▶ 암 환자가 죽는 모습을 보이지 마라.

암 환자는 자신과 같은 암을 가진 사람이 어떻게 되었는지에 대하여 관심이 많다. 자신도 결과가 같을 것이라고 생각하기 때문이다. 병원에서 함께 치료받던 환우가 보이지 않거나 사망 소식을 듣게 되면 불안과 두려움이 가중된다. 죽음에 대한 두려움은 암 치유에 치명적인 영향을 미친다. 물론 이것은 가족들이 챙겨야 할 일이다.

▶ 안타깝다며 슬퍼하는 사람과 마주하지 마라.

사람들은 암을 죽는 병으로 생각한다. 그래서 암 환자를 병문안할 때 슬픈 표정을 억누르기 어렵다. 슬픈 표정으로 위로하지만, 의도와 다르게 환자의 절망감은 더욱 커진다. 환자 자신이 죽을 수 있다는 사실을 확인해주는 꼴이 된다.

환자에게는 단순 위로가 아닌 살 수 있다는 희망을 갖게 해주어야 한다.

**▶ 암 환자로부터 이득을 챙기려는 사람

독자와의 만남을 통해 환자와 그 가족에게서 자주 듣는 말이 있다. "혹시라도 무엇을 사라고 할까 봐 몹시 신경이 쓰였다. 그렇지 않아서 좋다."는 것이다. 암 환자의 나약한 심리를 악용하여 돈벌이 하려는 사람들이 그만큼 많다는 얘기다. 물론 암 환자에게 이득을 챙긴다고 해서 모두 암 치유에 도움이 되지 않는다는 말은 아니다.

도움을 주었다면 그에 합당한 이득을 갖는 것은 당연하다. 하지만 환자의 생명보다 경제적 이득을 목적으로 접근하는 경우도 상당히 많으므로 주의해야 한다.

카페, 신중하게 선택하라

◈ 의학(건강) 정보는 의학 특권층(의사)에 의해 독점적으로 제공되어 왔다. 의사가 아니면 질병에 대한 깊이 있는 접근이 어려울 뿐만 아니라 연구 실적이 있어도 검증조차 받기 어려웠다. 그러나 최근에는 의사들로부터 제공받는 치료 방법뿐만 아니라 인터넷 혹은 유튜브 방송을 통해서도 다양한 정보를 얻을 수 있게 되었다. 건강 서적도 마찬가지다. 서로 다른 의학 혹은 같은 의학 내에서도 문제점을 지적하고 비판하고 경쟁하면서 다양한 관점에서 접근할 수 있게 되었다.

무분별한 의학 정보의 홍수 속에 혼란과 부작용을 우려하는 목소리도 있지만, 병원 치료로는 암을 비롯한 질병의 완치를 기대할 수 없는 현실을 고려하면 새로운 방법을 모색할 수 있는 기회가 될 수 있을 것이다. 암 환자들이 정보를 얻는 데 많이 이용하는 카페를 분류해보자.

인터넷 카페를 분류해 보면,

첫째, 병원관계자가 직접적으로 운영하는 카페

주로 현대의학의 치료법을 홍보하는 데 주안점을 두는 카페로 질병 관련 가장 큰 비중을 차지한다. 이러한 카페는 병원 처방과 다른 의견을 게시하면 글을 삭제하거나 회원 자격을 박탈한다.

둘째, 통합의학 카페

현대의학과 대체의학 정보를 함께 공유하는 카페다. 이러한 통합의학 카페에서 제공하는 정보는 수술·항암제를 병행하므로 병원 처방과 방식이 유사하다.

셋째, 민간의술 혹은 자연요법 카페

대부분 자연요법에 대한 정보를 제공하는 카페다. 정제되지 않는 처방이 많으므로 세심한 주의가 필요하다.

넷째, 건강보조식품이나 약초 판매를 목적으로 하는 카페

질병과 관련된 제품을 홍보하거나 판매하는 카페다. 검증된 식품이나 약재인지를 선택해야 한다.

다섯째, 제품을 홍보히는 가페

각종 의료기기나 민간요법에서 사용하는 약재를 판매하는 카페다. 방문하는 회원들에게 건강 관련 제품 판매를 목적으로 한다.

그러한 곳에서 판매하는 제품이 암 치유 기전이 있는지를 확인해 보아야 한다.

여섯째, 환자를 위한 순수한 카페

이러한 카페의 특징은 특정 의학을 옹호하거나 정보를 제한하지 않는다. 현대의학, 대체의학, 통합의학, 민간의학, 한의학, 약학 등 모든 분야의 의술을 수용하는 카페다. 정보가 다양한 만큼 선택은 환자의 몫이다.

일곱째, 카페 운영자가 영리단체와 협업하는 카페

인터넷 카페는 처음에는 순수한 목적으로 시작하지만, 회원 수가 늘어나면 자연스럽게 의료 영리단체의 협업 제안을 받는다. 카페 운영자 입장에서는 손해 볼 일 없기 때문에 대부분 그에 응한다. 이러한 카페의 공통점은 대체로 협업하는 영리단체의 제품을 판매한다. 이에 방해가 되는 글이 게시되면 삭제하거나 게시한 사람을 강제로 퇴장시킨다. 결국 자신들의 영리를 위한 정보만 공개하는 카페가 된다. 그것이 암을 극복할 수 있는 처방이라면 다행이지만 실상은 그렇지 못하다.

이처럼 다양한 형태의 건강 관련 카페가 존재하므로 자신이 원하는 목적에 맞는지를 판단한 후 선택해야 한다.

제10부. 의학 정보는 기전이 핵심이다

•

•

•

의학정보는 전문가에 의해 생산된다. 일반인들은 생산 유통되는 정보를 이용한다. 의학정보가 조작될 경우 피해가 매우 크다. 의학정보의 조작 여부는 기전을 통해 알 수 있다. 선택하기 전에 반드시 기전을 확인해야 한다.

의학정보 주의해야 하는 이유

◆ 최근 건강 관련 유튜브 동영상에는 과학적 근거가 없거나 건강에 해로운 처방이 적지 않다. 암 환자에게 동물구충제를 비롯하여 과산화수소나 오존수를 추천 혹은 처방하거나, 심지어 바이러스나 에이즈 균을 환자의 몸에 주입하여 암을 치료하겠다는 계획을 밝힌 사실도 있다. 민간요법에서는 뱀독, 벌독, 비소와 같은 맹독성 물질로 암을 치료할 수 있다고도 주장한다.

그러나 이러한 독성물질은 간·폐·심장 등을 손상시켜 환자의 수명을 크게 단축한다. 암에 관한 지식이나 정보가 부족한 환자들은 자신에게 유익한 처방인지 여부를 따져보지 않고 처방을 받는다. 정보의 옳고 그름을 따져보지 않고 단지 새로운 방법이거나 명망가의 추천이라는 이유만으로 비판 없이 받아들이는 것이다.

현재 각종 학술지에 게재된 암 관련 논문들은 '암세포의 크기가 얼마나 줄어들었느냐'에만 초점이 맞추어져 있다. 처방으로 인해 건강하던 장기가 어떤 영향을 받았는지에 대하여는 간과하거나 아예 언급조차 하지 않고 있다.

실험 결과 또한 신뢰하기 어려운 것이 대단히 많다. 수많은 실험이 조작되거나 실험 결과를 자의적으로 해석하고 있다. 필자가 일부 분석한 바에 의하면 세계적 권위를 자랑하는 네이쳐나 사이언스 등에 게재된 논문 또한 다를 바 없다.

잘못된 의학 정보를 선택할 경우 치명적인 영향을 미칠 수 있기에 꼼꼼히 따져보고 나서 적용해야 한다.

기전 없는 주장을 주의하라

◆ 기전이란 어떠한 결과가 나오기까지의 과정을 말한다. 기전을 밝히지 않고 결과만 제시한 정보는 옳고 그름을 판단할 수 없다. 기전을 밝힌 정보여야 신뢰성이 담보된다. 만약 누군가가 "이 약을 먹으면 암이 낫는다."고 주장한다면 먼저 기전을 요구해야 한다. 기전을 모르면서 약을 처방하면 병이 더 악화할 수 있다. 암을 치료하는 사람들은 악화반응을 명현반응이라며 끝까지 복용할 것을 권하기 때문이다.

안타깝게도 필자가 확인해 본 다수 논문 중 실험 결과에 대한 기전을 바르게 밝힌 논문은 단 한 건도 없었다. 확인해 보지 않은 다른 논문들도 별반 다르지 않을 것이다. 이렇게 단언하는 이유는 논문을 작성하는 과학자들이 암·고혈압·당뇨병 등 대다수 질병의 원인을 바로 알지 못한다고 천명했기 때문이다. 원인을 모르고 기전을 밝히는 것은 불가능하다.

네이처와 같은 유명 학회지에 실린 논문 혹은 다수의 사례가 있다고 해도 기전이 없다면 바른 정보라 할 수 없다. 실험 결과나 치료된 것이 사실이라고 해도 올바른 정보가 아닐 수 있다는 얘기다.

예를 들어 어떤 사람이 A를 먹고 암을 완치했다고 하자. 그가 암을 완치한 것과 A를 먹은 것이 모두 사실이라고 해도 진실은 아닐 수 있다. 그가 미처 생각하지 못한 상태에서 B를 먹은 결과이거나 A와 B를 동시에 먹은 결과일 수 있다는 얘기다. 그럼에도 불구하고 특정한 성분의 결과라고 주장하는 경우가 적지 않다. 일례로 구충제의 항암성을 실험한 논문에는 구충제와 함께 다양한 보충제 그리고 다른 항암제를 사용하고도 그 결과를 모두 구충제 효과라고 주장하고 있다. 이 또한 어떤 약의 효과인지 알 수 없을 뿐만 아니라 구충제의 암 치료 기전을 밝히지 못한 것이다.

비타민C 메가도스의 암 치료 실험도 같은 논리가 적용된다. 비타민C 항암효과에 대한 최근의 논문이다. 〈패혈증 및 중증 급성 호흡 부전 환자에서 기관 부전 및 염증 및 혈관 손상의 바이오 마커에 대한 비타민C 주입 효과〉(JAMA)(2014년 9월부터 2017년 11월까지 수행)를 보면 비타민C만 가지고 실험하지 않고 코르티코 스테로이드 및 티아민이라는 두 가지 약재를 동시에 사용하여 실험했다.

실험 결과가 좋게 나와도 순수 비타민C 효과인지 다른 두 가지 약재의 효과가 합쳐진 것인지 판단할 수 없다. 효과가 없는 경우 다른 두 가지 약재가 비타민C의 효과를 상쇄했는지도 알 수 없다. 최근 의학계에서는 대부분 이런 형태로 실험하고 있고 그로 인해 스스로 혼란을 자초하고 있다.

실험이나 사례는 기전을 밝혀야 신실한 정보라고 할 수 있다. 안타깝게도 거의 모든 의학 정보는 기전을 밝히지 않는다. 기전을 밝히지 못하니 논쟁이 생긴다.

한쪽에서는 "실험을 통해 검증했다. 사례가 있다."고 주장하고 다른 쪽에서는 "실험해 보니 다르다, 사례를 믿을 수 없다."고 주장한다. 논란이 있는 의학 논문 대다수가 이런 형태다. 의사들은 단지 저명한 학술지에 기재된 논문이라는 이유만으로 어떠한 검증도 하지 않고 앞다투어 인용한다.

기전이 없으면 누구의 주장이 옳은지 알 수도 없고 논란만 따른다. 1970년 라이너스 폴링 박사는 실험을 통해서 비타민C의 항암효과를 밝혔다. 반면 메이요 클리닉에서는 같은 방법으로 실험해 본 결과 항암효과가 없다고 주장했다.

이후 라이너스 폴링과 메이요 클리닉은 비타민C 항암효과에 대하여 끝없는 논란을 벌여왔다. 이유는 항암효과가 있다고 주장하는 쪽에서 기전을 밝히지 못했기 때문이다.

논란이 계속되자 3년 후(2023년)에는 논란을 종식할 수 있을 것으로 예상한다고 주장했다. 그러나 논란은 계속될 것으로 보인다.

비타민C와 같은 항산화 성분의 항암 기전에 대하여는 필자의 저서('암 산소에 답이 있다' 외) 및 유튜브 동영상에 자세하게 밝힌 바 있다.

간략히 기술하면, 비타민C로 대표되는 항산화 성분은 활성산소 발생을 억제하여 혈관과 지방세포의 산화를 막는다. 그러면 혈류가 원활해져 세포에 산소를 잘 공급할 수 있다.

산소부족 현상을 해소하면 암을 예방할 수 있다. 비타민C는 이미 산화된 혈관과 지방세포를 환원하여 혈류장애를 원상으로 복구한다. 그러면 세포에 산소가 충분히 공급되어 암을 치료할 수 있다.

이처럼 실험을 통해 밝혀진 사실에 대하여 기전을 밝혀야만 논란을 종식할 수 있는데, 폴링 박사나 메이요 클리닉 모두 기전을 밝히지 못해 논란만 계속되는 것이다.

암 환자들에게 커다란 혼란을 주었던 사건을 예로 들어보자. 2019년 9월 동물구충제(펜벤다졸)를 먹고 암을 완치했다는 유튜브 동영상이 큰 관심을 끌었다. 사례자(미국인 조 티펜스)는 자신의 암을 완치한 것은 동물 구충제를 복용한 결과라고 주장했다. 그의 주장을 믿고 많은 암 환자들이 구충제를 항암 목적으로 복용하고 있다.

그러나 그의 주장이 사실일지언정 진실은 아니다. 유튜브 동영상을 조금만 주의 깊게 들어보면 암이 사라진 것은 동물구충제만의 효과가 아님을 알 수 있다. 사례자는 동물구충제와 함께 다양한 보충제를 섭취했고 동시에 표적항암제도 병행했다. 그럼에도 불구하고 구충제 효과라고 주장하는 것이다.

동물구충제는 세포가 포도당을 흡수하는 역할을 방해하여 일시적으로 암을 줄일 수 있다. 그러나 포도당이 ATP로 전환되지 못하면 대사 장애로 중요한 장기의 기능이 떨어져 건강이 크게 악화한다.

그럼에도 불구하고 의학자들은 암세포의 증식을 억제한다는 사실만 가지고 구충제에 항암효과가 있는 것처럼 주장한다. 일부 의사와 약사, 유명 유튜버들이 비판 없이 결론만 인용하면서 동물구충제 복용을 부추기는 것이다.

관련 논문에서는 구충제가 포도당 섭취를 방해하므로 암세포가 세포합성 및 분열을 하지 못해 암세포가 결국 사멸된다고 주장한다. 이들의 주장이 사실인지의 여부를 떠나 관련 논문(연세대 산부인과 김영태 교수, 사이언티픽 리포트 등)에서는 구충제가 어떤 과정을 통해 포도당 섭취를 방해하는지 기전을 밝히지 못하고 있다.

또 그들은 구충제를 복용하면 암세포로 가는 혈관만 제거되고 정상 혈관은 억제되지 않는다고 주장한다. 그러나 구충제 섭취 시 어떤 기전으로 정상세포의 혈관은 제거되지 않고, 암세포의 혈관만 제거되는지 그 이유를 설명하지 못한다. 기전이 없으면 최소한 실험 결과라도 내놓아야 하는데 실험 결과 또한 없다. 일방적 주장 혹은 해석일 뿐이다.

이처럼 기전을 제시하지 못한 논문이나 처방 혹은 주장을 따르면 병을 치료하기는커녕 더 악화할 수 있다. 오늘날 현대의학이 질병을 근본적으로 치료하는 방법을 찾지 못하는 이유도 기전을 밝히지 못했기 때문이다. 기전도 모르는 처방을 받느니보다 차라리 아무것도 하지 않는 게 낫다.

명의의 주장도 기전을 확인하라

◈ 수년 전 담배가 인체에 유익한 약초라며 흡연을 주장하던 한 대체의학자가 있었다. 그는 자신의 몸에 폐암이 발병했는데도 죽기 직전까지 흡연을 하는 모습을 공개했다. 몸속에 산소가 많이 공급되면 도리어 암을 유발한다고 주장하는 의학자도 있다. 문제는 왜 그러한지 기전을 밝히지 않고 일방적 주장만 하는 것이다. 그럼에도 불구하고 주장하는 사람의 평판만 보고 따르는 사람들이 적지 않다.

의사들은 유명한 사람의 주장이나 저명한 학술지에 등재된 논문을 대부분 비판이나 검증 없이 인용한다. 실험을 왜곡하거나 실험 결과를 사실과 다르게 해석하는 논문이 대부분이다. 심지어 실험 결과가 기존 학설과 반대로 나오면 해석을 유보하거나 실험 과정을 왜곡하여 동일한 결과를 만들어 낸다.

일례로 소금이 고혈압을 일으킨다는 주장을 살펴보자. 이는 미국 하버드 대학의 매네리 박사의 주장인데, 사실은 정반대나. 소금은 고혈압을 예방한다. 소금을 섭취하면 고혈압이 예방되는 이유를 알아보자.

소금을 섭취하면 물을 더 섭취하게 되어 혈액이 맑아진다. 동시에 고지혈증을 해소하여 혈액의 점도가 낮아진다. 그러면 혈류가 좋아져 혈압을 높이지 않아도 세포에 필요한 산소와 영양을 충분히 공급할 수 있기 때문에 굳이 혈압을 높일 이유가 없는 것이다. 이처럼 소금은 고혈압을 예방하는 효능이 있다. 그럼에도 불구하고 의사들은 매네리 박사의 주장을 비판 없이 받아들여 "소금이 고혈압을 유발한다."며 저염식을 강조한다.

국내 한 대학에서 소금과 고혈압 관계를 실험했다. 실험 결과 소금이 고혈압을 유발한다는 결과가 나오지 않자 실험 방법을 왜곡했다. 나트륨 배설이 안 되게 조치를 하고서 실험한 것이다. 나트륨 배설이 안 되면 전해질 농도를 맞추기 위해 물을 많이 보유한다. 그러면 혈관에 지나치게 많은 물이 차서 혈압이 높아진다. 자신들이 바라는 결과를 만들기 위해 실험 방법을 왜곡한 것이다.

또 다른 실험에서는 저염식을 하면서 동시에 운동이나 식이요법을 병행한 결과를 마치 저염식으로 인해 혈압이 낮아진 것처럼 주장한다. 이 또한 왜곡된 실험이다. 혈압이 내려간 것은 운동이나 식이요법(고지방식에서 채식으로)의 결과이지 저염식의 결과가 아니다. 운동이나 식단을 바꾸는 것만으로도 혈압이 내려간다.

실험이 왜곡되었다는 사실을 알 수 있는 것은 그나마 실험방법을 밝혔을 때만 가능하다. 어떤 방법으로 실험했는지조차 밝히지 않고 단지 결과만 발표한다면 왜곡 여부를 알기 어렵다.

실험 결과에 대한 주장을 하려면 일반인이 이해할 수 있도록 기전을 설명해야 한다. 그러나 유감스럽게도 의학 정보 가운데 기전을 제시한 논문이나 주장을 찾아보기 어렵다. 간혹 기전을 밝히는 경우도 있지만 대부분 논리 오류나 비약 혹은 기초적 사실을 왜곡한다.

하나의 사례를 들어보자. 비타민C를 정맥에 주사하면 과산화수소가 발생하여 암세포만 선택적으로 골라 죽인다고 주장하는(라이너스 폴링과 추종자들) 논문이 있다. 먼저 비타민C를 정맥에 주사하면 과산화수소가 발생하는 것이 확인된 사실인지 여부를 알 수는 없다. 논문에는 단지 단순 주장만 하고 있다. 백 보 양보하여 논문 작성자들의 주장대로 과산화수소가 발생한다고 인정을 하고 판단해 보자. 과연 과산화수소가 암세포만 골라 죽이는 효능이 있을까? 전혀 그렇지 않다. 과산화수소는 암세포뿐만 아니고 모든 세포를 초토화시킨다. 과산화수소가 피부에 닿기만 해도 타버린다.

식용 과산화수소라며 복용한 후 각혈, 구토, 두통, 메스꺼움, 어지럼증 등 심각한 부작용을 경험한 사례도 있다. 2020년 5월 현직 의사를 포함한 유명 유튜버들이 식용 과산화수소를 시가보다 100배 이상 비싸게 판매하여 기소된 사실도 있다.

의사들을 비롯하여 대다수 의학 정보 제공자들은 기전을 말하는 것 자체를 몹시 싫어한다. 환자들 또한 마찬가지다. 어떤 주장을 한 후 그에 대한 기전을 밝히면 복잡한 이론 말고 결론만 말하라고 한다. 의사들과 토론(방송이나 인터넷)해 보면 그들은 자신들이 알고 있는 틀에 박힌 지식만을 강변한다. 어떠한 논리도 제시하지 않고 "내가 전문가다. 따르라."고 주장하는 것이다. 심지어 기전을 말하는 사람과는 방송을 함께할 수 없다고 말하기도 한다.

의학 정보는 실험이나 사례가 있다면 반드시 그 기전(논리적 전개 과정)이 있어야 한다. 논리가 맞는다면 기전을 밝히는 것이 그리 어려운 일이 아니다. 누군가가 "이 약을 먹으면 암이 낫는다."라고 주장한다면 맹신하고 따르기보다 먼저 기전을 요구해야 한다. 기전을 설명했을 때 약간의 논리력만 있다면 주장이 옳은지의 여부를 판단할 수 있다. 논리 전개상 오류나 비약이 있는지 판단하면 된다.

만약 제시한 기전을 보고도 그것이 맞는지의 여부를 판단할 수 없다면 그동안 잘못된 정보에 휘둘려왔을 가능성이 크다. 그리고 앞으로도 휘둘릴 가능성이 농후하다. 아무리 저명한 사람의 주장이라고 해도 기전을 말하지 않거나 잘못 말한다면 그것은 잘못된 정보이거나 잘못된 처방일 수 있다.

의학정보는 말하는 사람의 유명세가 아니고 반드시 내용의 옳고 그름을 보고 판단해야 한다.

제11부. 혹세무민 대처법

·
·
·

많은 환자들이 효과도 없는 방법에 현혹되어 돈과 건강을 잃고 있다. 그릇된 이론에 현혹되지 않아야 시행착오 없이 암을 극복할 수 있다.

혹세무민, 누구나 당할 수 있다

◆ 혹세무민이란 그릇된 이론으로 상대방을 교묘하게 속여서 부당 이득을 취하는 것을 말한다. 정보력과 판단력이 약한 노인을 대상으로 효과가 거의 없거나 부작용이 있는 제품을 판매하여 이득을 취하는 경우를 전형적인 혹세무민이라 할 수 있다.

혹세무민하는 사람들은 판단하기 어려운 그럴싸한 논리를 내세워 구매를 유도한다. 특히 암과 같은 난치병을 치료한 사례를 소개하며 제품을 판매할 목적으로 접근한다.

혹세무민 당하는 사람들은 남의 말을 그대로 믿고 따르는 경향이 강하다. 정보력과 논리력이 약하다 보니 사안의 옳고 그름을 따져보지 않은 채 사람의 평판만을 보고 결정한다.

최근 화제가 되었던 예를 들어보자. 2019년 9월 국내의 한 유튜버가 미국의 조 티펜스라는 폐암 환자가 동물 구충제를 먹고 폐암을 완치했다는 동영상을 소개했다. 유튜버들은 구충제를 오래전부터 복용해 왔다는 사실을 근거로 안전성까지 검증되었다고 주장했다. 미국 내과 전문의라고 소개한 한 유튜버는 구충제야말로 가장 이상적인 항암제라고 소개했다. 이에 암 치료제를 기다리던 수많은 환자가 열광하며 구충제를 복용했다.

당시 필자는 유튜브 동영상을 통해 구충제 치료법이 전형적인 혹세무민이라며 주의를 경고했는데 구충제 판매자와 복용자로부터 많은 비난을 받기도 했다.

이 사건이 혹세무민이라는 사실을 증명해 보겠다.

첫째, 조 티펜스의 암 치료에 영향을 준 것은 동물구충제만이 아니다. 그는 구충제 외에도 표적항암제와 여러 가지 보충제도 함께 복용했다. 동물구충제만으로 암을 완치한 것이 아니라는 얘기다.

둘째, 구충제는 3일 내외 복용할 경우에 한하여 안정성이 검증된 약이다. 평생 복용해야 하는 항암제로서 안전성이 검증된 것이 아니다. 그런데도 수많은 환자가 구충제 판매자 혹은 일부 의사, 약사들의 주장에 따라 구충제를 장기간 복용하고 건강이 악화하거나 사망했다.

반면 구충제를 수입 판매하는 사람이나 유튜버들은 많은 경제적 이득을 취했다. 이것이 혹세무민 아니고 무엇이겠는가!

항암제는 맹독성을 지닌 약으로 암세포를 사멸한다. 동시에 정상세포를 망가뜨리거나 암세포로 바꾸어 버린다. 의사들은 암세포

사멸 논리만을 내세워 항암제 투여 과정에서 암세포가 줄어드는 사진을 보여준다.

그러나 항암제 투여 후 주요 장기에서 암이 발병한다는 사실을 알려주지 않는다. 항암제를 받으면 보통 1~2년 후 대부분 간·폐·골수와 같은 중요한 장기에서 암이 발병한다. 의사들은 이러한 사실을 고지하지 않고 항암제를 적극 권장한다. 아니 항암제를 받지 않으면 중요한 장기로 암이 전이한다고 말한다. 이런 이유에서 대다수 환자가 항암제를 받는다.

그 결과는 참혹하다. 사회적 경험이나 많은 지식을 가진 사람도 혹세무민에서 자유로울 수 없다. 목숨이 달린 문제인 만큼 혹세무민을 당하는 것은 아닌지 철저하게 알아보아야 한다.

진화하는 혹세무민

◆ 독자들로부터 "김치, 된장, 간장, 고추장, 식초, 우유가 몸에 해롭다"고 주장하는 전문가들이 있는데 그것이 사실이냐는 질문을 자주 받는다. 필자의 저서에 언급된 전통 발효식품이 건강에 유익하다는 내용과 상반되는 주장을 했는데 누구의 주장이 맞는지 정리해 달라는 것이다. 확인해 보니 한 기능의학자가 자신의 유튜브 방송에서 "된장·간장·고추장·식초·우유가 몸에 해롭다."고 주장하고 있었다. 된장·고추장·간장에 아플라톡신이라는 맹독성 곰팡이 균이 들어 있기 때문이라는 것이다.

아플라톡신은 가장 강력한 발암물질로 시안화칼륨의 10배, 비소보다 68배 더 독성이 강하다고 알려졌다. (세계보건기구 산하 국제 암 연구소) 아플라톡신은 소량만 섭취해도 간 손상은 물론 암을 유발하고, 단 20mg만 섭취해도 사망할 수 있다고 한다.

2020년 10월 24일 자 다수 인터넷 매체에 전통 발효 된장과 메주 517개 제품 중 33개 제품(된장)에서 기준치 이상의 아플라톡신이 검출되었다는 식약처 보고가 있었다. 기능 의학을 하는 사람들의 주장은 식약처 발표 내용과 맞물려 뭔가 새롭고 타당한 것처럼 보

인다. 암 치료를 위해 전통 발효 된장을 꾸준히 섭취하던 분들에게
는 날벼락 같은 소식이 아닐 수 없다. 대놓고 말하지는 않았지만,
전통 발효식품이 암 치유에 도움이 된다고 주장하던 필자를 원망
하듯 말을 하는 독자도 있었다.

기능의학자들은 전통 발효 된장(일부 업체)에서 기준치 이상의 아
플라톡신이 검출되었다는 사실을 근거로 전통 발효식품인 된장·
김치·간장·고추장·식초 등을 섭취하지 말라고 말한다. 아플라
톡신은 보리와 밀·옥수수·땅콩·고추·참깨·콩 등 곡물에 기
생한다고 알려져 있다. 그들은 아플라톡신이 콩에 기생하다가 발
효하는 과정에서 번식하기 때문에 이러한 곡물을 사료로 먹는 젖
소에서 나오는 우유도 위험한 식품이라고 주장한다.

아플라톡신이 맹독성 곰팡이라는 사실에 대하여는 이견이 없다.
아플라톡신은 보리와 밀, 옥수수, 땅콩, 고추, 참깨, 콩 등에 기생
하는 곰팡이라는 것도 사실로 보인다. 아플라톡신이 전통 발효 된
장에서 검출되었다는 것도 식약처 발표 내용이니 그대로 인정하자.
그렇다면 위 사실만으로 전통 된장, 고추장, 김치, 식초, 우유가 인
체에 해롭다는 주장은 타당할까?

결론부터 말하면 그것은 잘못된 주장이다. 지금껏 인류가 이러한

식품들을 섭취해 왔지만 본질적으로는 어떠한 문제도 없었다는 사실이 그들의 주장이 이치에 맞지 않다는 사실을 반증한다. 그들 주장대로라면 아플라톡신이 기생할 수 있는 콩, 보리, 밀, 고구마, 토마토, 생강, 마늘뿐만 아니라 목초나 사료를 먹여 키운 육류도 먹어서는 안 된다는 결론이 나온다.

어떤 식품이든 관리가 허술하면 부패하여 세균이 번식할 수 있다. 유해균이 증식하는 이유는 온도, 습도, 염도 등을 제대로 맞추지 못했기 때문이다. 위생관리를 잘하도록 권장할 일이지 아예 먹지 말라고 주장하는 것은 이치에 맞지 않다. 이치에 맞지 않는 주장을 하면서 단지 새로운 주장이라는 이유를 들어 경제적 이득을 취한다면 그 또한 고도화된 혹세무민이라 할 수 있을 것이다.

식품학계에서는 바실러스균이 장내 부패균의 활동을 억제하고 암모니아와 인돌 같은 발암물질을 흡착해 몸 밖으로 배출한다고 주장한다. 그러나 필자의 견해는 다르다. 부패균의 활동을 억제하고 발암물질을 흡착하는 것은 된장 속에 들어있는 양질의 소금(16% 농도)이다. 바실러스균의 효과가 아니라는 얘기다.

특히 간수를 뺀 소금을 사용한 전통 발효 된장 혹은 김치에는 양질의 소금이 들어 있다. 소금은 강력한 살균제일 뿐만 아니라 중금속, 환경호르몬, 미세먼지, 유해가스 등 모든 유해 물질을 흡착 및 분해하는 효능이 있다.

KBS가 국내 한 대학에 의뢰하여 실험한 결과에 의하면 바로 담근 김치에 대표적인 포도상구균, 리스테리아균, 바실러스 세레우스균 등 식중독균 3가지를 넣고 실험한바 이틀 후부터 이들 유해균이 사라지기 시작하여 9일이 경과한 후에는 완전히 소멸되었다. 바로 담근 김치에는 잡균이 살아있었지만, 일정 기간 숙성과정을 거친 후에는 모든 잡균이 사라지고 유익균만 살아 있었다.

필자는 유해균이 제거되면 몸에서 산소를 많이 사용할 일이 없어지므로 암이 예방된다고 본다. 이에 더하여 전통 발효 된장에는 콩 단백질 분해 산물인 20여 가지의 아미노산이 들어 있어 소화는 물론 대사에 도움을 준다.

이와 달리 공장에서 제조한 양조 된장은 밀, 보리, 대두 등에 고추균 등을 첨가하여 단기간에 숙성시켜 만든다. 따라서 자연에 존재하는 다양한 유익균이 거의 없다.

게다가 식의학계의 저염식 권고에 따라 염도를 낮게 하여 가공하므로 낮은 염도로 인한 부패를 막기 위해 첨가제(방부제)를 사용할 수밖에 없다. 따라서 공장에서 제조한 된장은 자연 발효가 불가능하다. 암을 치유하기 위해서는 김치, 된장과 같은 전통 발효식품을 꾸준히 섭취하는 것이 좋다.

과학은 신앙이 아니다

◇ 자신을 목사라고 소개한 사람이 운영하던 단체 카톡방이 있었다. 유방암 환자 300여 명이 정보를 교류했다. 환자들은 운영자가 어떤 주장을 하든 "아멘! 아멘!"하며 따랐다. 대체의학을 한다는 사람을 초빙하여 강좌를 개설하고 암 관련 제품을 판매하기도 했다.

처음에는 회원 중 상당수가 온열요법을 처방받았다. "42.5℃ 이상에서 암세포가 사멸한다."는 사실에 근거한 처방이었다. 그러나 안타깝게도 온열요법으로 인해 상당수 환자가 심각한 피해를 입었다. 60℃에 이르는 높은 온도로 인해 환부가 손상되어 유방 전체에 피고름이 잡히는 등 상황이 심각했다.

정상체온은 36.5℃다. 체온이 38~39℃까지 올라가도 위험한데, 42.5℃를 넘어 60℃까지 높아지면 우리 몸은 어떻게 될까? 한두 번은 모르지만, 체온보다 높은 고온에 지속적으로 노출되면 세포는 물론 혈구도 치명적인 손상을 받는다. 염증으로 환부가 부어오르고 암이 더욱 악화하는 것이다.

그럼에도 불구하고 대다수 암 환자들은 "부작용을 극복하면 암이 완치될 것"이라는 운영자의 주장을 믿고 따랐다. 그러나 기대와는 달리 많은 환자에게서 부작용이 나타났다. 당시 운영자는 필자에게 여러 차례 전화를 걸어와 상태가 심각한 환자들과 함께 상담받고 싶다고 하였으나 어떤 이유에서인지 만남은 이루어지지 않았다. 이후 일부 환자가 사망했다는 소식이 들려왔다.

환자들의 불만이 제기되자 온열요법을 중단하고 벌침 요법으로 바꾸었다. 벌독으로 암세포를 죽이겠다는 발상이다. 그러나 그 방법 또한 본질적으로 잘못된 처방이다. 벌독과 같은 독성 물질은 면역력이 약한 암 환자에게는 매우 위험한 처방이다.

그 이후 많은 환자의 피해 소식을 듣게 되었다. 급기야 벌독 처방마저 중단하고 신앙심(신유)에 의존하는 등 다양한 방법을 동원했지만 피해는 점점 커졌다. 실패를 거듭하자 다수 회원이 본격적으로 문제를 제기했고 운영자는 더는 해당 단체 카톡방에서 활동하지 않았다. 그러나 이미 많은 암 환자들이 되돌릴 수 없는 피해를 입은 후다. 과학을 신앙으로 접근한 결과다.

사람들은 한번 믿으면 믿음을 쉽게 버리지 못한다. 그래서 일부 종교에서 교주가 생기는 것이다. 어떤 교주는 자신이 죽지 않고 영생한다고 말하지만, 그 말을 믿고 따르는 신도들이 있다. 이후 교주가 죽고 나면 가족이 교주를 이어받는 일까지 벌어진다. 일부 이

탈하는 신도도 있지만 상당수 신도는 새 교주를 따른다. 문제는 이러한 신앙적 행태가 과학에서도 그대로 나타난다는 것이다.

구독자 수가 수십만 명 되는 유튜버는 마치 교주 같다. 전혀 근거가 없고 기전도 없을 뿐만 아니라 사실과 정반대의 주장을 하는데도 구독자들은 어떠한 의문도 갖지 않고 운영자에 대하여 찬양 일색이다.

유튜버들은 자신들의 과거 주장이 잘못되었다는 사실이 밝혀지더라도 실수를 인정하지 않은 채 슬그머니 다른 주장을 들고 나온다. 그럼에도 불구하고 대다수 구독자는 과거의 문제를 거론하지 않고 새로운 주장을 믿고 따른다. 한번 믿었던 대상에 대하여는 믿음을 거두지 못하는 것이다. 새로이 제시한 방법 또한 결과가 좋을 리 없다. 과학을 신앙으로 접근하면 실패를 반복할 수밖에 없는 이유다.

혹세무민을 분별하는 방법

◈ 혹세무민을 당하지 않으려면 혹세무민하는 사람의 특징을 알아야 한다. 혹세무민하는 사람의 특징을 알아보자.

첫째, 환자에게 두려움을 심어준다.

대다수 암 환자들은 "악성이다. 전이가 잘되는 암이다, 증식이 빠른 암이다, 치료를 받지 않으면 몇 개월 내에 죽을 수 있다."는 말을 듣는다. 치과에서는 약간의 통증만 있어도 고름이 퍼져 잇몸이 무너질 거라며 발치할 것을 권한다. 전문가로부터 그러한 말을 들으면 두려움을 갖지 않을 수 없다. 질병에 두려움을 갖게 되면 전문가가 하라는 대로 한다. 혹세무민하는 사람들은 이러한 심리를 이용하는 것이다.

둘째, 약에 대한 정보를 상세하게 밝히지 않는다.

자연요법을 한다는 곳에서는 한 달에 수백만 원 이상의 약을 팔면서도 약에 대한 정보를 제대로 알려주지 않는다. 독자 상담을 해보면 약에 대한 성분을 말해주고 처방한 사례는 거의 없었다. 약 성분을 물어도 알려주지 않는다는 것이다. 심지어는 부작용을 명현반응이라며 끝까지 복용하라는 경우도 있다. 약을 처방하면서 어떠한 약재를 사용했는지 알려주지 않는다면 혹세무민을 의심해 보아야 한다.

셋째, 비용이 많이 들어간다.

암을 극복하는 방법은 치료가 아닌 치유다. 치유는 대부분 환자 스스로 해야 한다. 환자 본인이 원인을 만들었기 때문이다. 생활 습관을 바꾸는 것은 다른 사람이 대신해 줄 수 없을 뿐만 아니라 결코 많은 비용이 들어가지도 않는다. 그런데 병원 처방이나 자연치유 센터에서 처방을 받는 경우 상상 이상의 비용이 들어간다. 대부분 알려지지 않은 약재나 공개하지 않는 약재를 처방하기 때문에 약효가 있는지 혹은 폭리를 취하고 있는지 판단할 수 없다. 약에 대한 성분을 설명하지 않으면서 비용을 많이 요구한다면 혹세무민을 의심해 보아야 한다.

넷째, 기전을 밝히지 않는다.

기전을 밝힐 수 있다면 주장하는 바가 맞다는 사실을 입증하는 것이다. 기전은 과학 정보의 생명이다. 혹세무민은 그릇된 이론이 전제되므로 기전이 없다. 기전을 밝히지 않고 일방적인 주장을 한다면 결과적으로 혹세무민 가능성이 있다고 봐야 한다.

다섯째, 정보 차단에 주력한다.

혹세무민하는 사람들은 바른 정보를 몹시 두려워한다. 그들은 진실이 드러나지 않게 하려고 정보를 차단한다. 그러나 거짓은 빛에 의해 드러난다. 혹세무민이 거짓이라면 바른 정보는 빛이기 때문이다. 카페나 유튜브에 기전을 밝혀서 정보를 올리면 근거 없는 비방을 하거나 흠집을 내고 정보 제공자를 심하게 공격하여 이용자들에게 혼란을 준다. 근거 없이 특정 정보를 차단한다면 혹세무민을 위한 목적일 가능성이 높다.

여섯째, 바람잡이가 있다.

혹세무민하는 사람은 군중심리를 조성하기 위해 다수의 바람잡이를 동원하기도 한다. 카페나 블로그 혹은 유튜브 동영상에 이용 후기를 올려 군중심리를 조성하는 사례가 대단히 많다. 일부 유명 유튜버들은 자신도 이해하지 못하고 설명하는 경우가 적지 않다. 각종 질병에 대한 설명이나 약에 대한 기전이 전혀 맞지 않음은 말할 것도 없다. 그럼에도 불구하고 내용을 다 이해한 것처럼 찬양 일색의 댓글을 쓰는 이용자들도 보인다. 유튜버의 유명세를 맹신하는 사람들도 적지 않겠지만, 혹세무민을 위해 동원된 사람들도 있음을 알아야 한다.

구충제 광풍은 혹세무민의 결정판

◈ 2019년 9월 국내 암 환자들을 동물구충제 광풍에 휘말리게 한 사건이 있었다. 미국 오클라오마주에 사는 조티펜스라는 폐암 환자가 불과 몇천 원에 불과한 동물 구충제를 먹고 암을 완치했다는 주장 때문이다.

수백 편의 동물구충제 관련 논문이 소개되어 구충제 광풍을 부채질했다. 일부 논문은 구충제가 항암제로서 가능성이 충분히 있다는 결론을 제시했다. 실험과 다수의 사례 그리고 기전까지 제시하여 의학 정보의 3가지 요건을 거의 갖춘 모양새다. 병원 치료에 실망한 환자들이 희망을 갖기에 충분했다.

암 관련 카페나 유튜브에는 동물구충제에 대한 정보가 넘쳐났고 환자들은 각자 구충제를 복용한 후 몸 상태 변화에 대한 정보를 교류하는 일이 도처에서 벌어졌다. 대부분 호전반응을 보였다는 내용이 많았다.

이에 의료당국에서는 사람을 대상으로 한 임상시험 결과가 나오지 않은 약을 장기 복용할 경우 부작용이 우려된다며 먹지 말라고 당부했다.

환자들은 의료당국에 동물구충제 사용을 허가해 주거나 임상시험을 요구했다. 이에 당국(식약처)은 의사협회나 약사회의 검증이 있어야 허가할 수 있다는 입장을 밝혔다. 그러자 암 환자와 일부 의사, 약사, 심지어 일부 암 전문의까지 나서서 의료 당국의 음모론을 제기했다. "값싼 약으로 암을 치료하면 제약사와 병원이 망하기 때문에 이 약을 채택하지 않고 있다."는 주장이다. 그럴듯한 주장이다.

그러나 이 음모론이 통한 것은 구충제 이외에 다른 약재의 효과를 구충제 효과로 속인 혹세무민 때문이다.

**▶ 구충제만의 효과가 아니다.

유튜브에는 구충제를 먹은 후 통증과 비염이 사라지고 기력이 회복되었다는 사례가 자주 등장한다. 이러한 사실을 일부 의사·약사 및 유튜버들은 호전반응이라고 주장한다. 그 외에도 구충제 복용 후 나타나는 다양한 증상을 호전반응으로 오해하고 있다.

진실이 무엇인지 밝혀보겠다.

첫째, 진통 효과를 항암효과로 오해한다.

세포는 미세소관을 통해 신호를 전달한다. 미세소관은 다른 세포와 마찬가지로 사멸과 재생을 반복한다.

구충제를 먹으면 단백질을 VEGF로 변환하지 못해 세포 내 미세소관이 생성되지 못하여 신호전달 체계가 무너진다. 그러면 세포는 산소를 공급받지 못해 위험한 상황이 되어도 뇌세포에 위험신호를 전달하지 못한다. 이른바 진통 효과가 나타나는 것이다. 의학자들은 이것을 호전반응으로 오해한다.

그러나 그것은 위험 상태 인지기능이 무너진 결과일 뿐 암이 호전되는 신호가 아니다.

둘째, 구충 효과를 항암효과로 오해한다.

기생충에 영양분을 빼앗기면 빈혈이 발생하고 동시에 체력이 약해진다. 따라서 구충제로 기생충을 제거하면 기력이 회복된다. 환자는 물론 일부 의사·약사들도 이러한 현상을 항암효과로 오해하고 있다. 그러나 그것은 구충 효과일 뿐 항암효과는 아니다.

셋째, 보충제 효과다.

통상적으로 암 환자는 구충제를 복용하면서 동시에 비타민, 커큐민, CBD 오일과 같은 항산화 성분이나 불포화지방 등 다양한 식품을 섭취한다.

이러한 성분은 세포에 산소가 잘 공급되도록 하여 통증을 사라지게 한다. 즉 구충제 효과가 아니고 보충제 효과라는 얘기다.

넷째, "안전성과 효과가 검증된 약이다."라는 주장은 사실이 아니다.

연세대 산부인과 김영태 교수의 연구 논문에는 구충제를 수십 년 이상 먹어온 사실을 근거로 안전성이 검증되었다고 주장한다. 의사·약사들은 이 논문을 인용하며 구충제를 가장 이상적인 항암제라고 소개한다.

그러나 구충제의 안전성은 구충 목적으로(대개 3일 내외 복용) 복용한 경우에 한한다.

다섯째, 독성이 없다는 주장은 사실이 아니다.

연세대 김영태 교수의 논문에 '구충제는 독성이 아닌 VEGF를 감소시켜 복수를 억제한다.'고 기술했다.

그러나 김 교수의 주장은 설득력이 없다. 구충제를 복용하면 단백질이 VEGF로 변환하지 못한다. 그로 인해 미세소관이 사라져 세포에 산소와 영양이 공급되지 않는다. 산소와 영양을 공급받지 못한 기생충이 고사하는 것이다.

기생충이 죽는다는 것은 독성이 있다는 사실의 반증이다. 구충제 섭취 시 복부 경련·간독성·골수장애·구토·두통·어지럼증 등이 나타나는 것도 독성으로 인해 산소가 부족해진 결과다.

구충제가 독성물질이라는 사실은 의학자들의 임상시험 결과에서도 알 수 있다. 호주에서 발표한 논문에 의하면 펜벤다졸을 400mg씩 2회, 즉 800mg을 투여하다가 복용량을 점차 늘려 2주 차에는 1,200mg씩 2회 (2,400mg) 투여했더니 곧바로 골수억제·위장장애·피로 증상이 나타난다고 밝혔다. 이러한 증상은 독성물질에 의해 나타나는 것이다.

여섯째, 항암제 효과를 구충제 효과로 오인한다.

구충제를 먹은 후 암이 줄어들었다는 사례가 많이 소개되고 있다. 그것은 암 환자에게 매우 기쁜 소식임에는 틀림없다.

필자는 과연 그것이 사실인지 확인하기 위해 유튜브에서 암세포가 줄어들었다고 소개한 다수의 사례를 살펴보았다. 그러나 암이 없어졌거나 줄었다고 주장하는 사람들은 예외 없이 구충제와 함께 항암제를 복용했다.

항암제는 암세포를 사멸한다. 구충제 옹호론자들은 항암제로 인해 암세포가 줄어든 것을 구충제의 효과라고 주장한다.

** ▶ 환자들이 구충제에 희망을 거는 이유

구충제 옹호론자들은 "임상 시험 중이다."라는 사실을 들어 항암효과에 대한 기대감을 갖는다. 김영태 교수는 논문에서 "알벤다졸은 현재 미국에서 3상 임상 시험 중"이라고 언급했다. 이러한 주장으로 인해 많은 암 환자들이 구충제에 큰 기대를 걸고 있다.

　그러나 실상을 바르게 파악해야 한다.

　김 교수 논문에는 2004년에 이미 2상 임상 결과가 나왔고 현재 3상 임상시험 중이라고 소개하고 있다. 김 교수 논문이 2011년에 나왔으니 2011년 당시 3상 임상을 막 시작했다고 해도 벌써 10년이 훨씬 지났다. 그런데 10년이 지난 지금까지 임상시험 결과를 내놓지 않고 있다. 추론컨대, 발표하지 않는 이유는 임상 시험 결과를 사실대로 밝힐 수 없었기 때문일 것이다.

　최근에도 임상시험을 진행하는 학자들이 상당수 있는 것으로 알려졌다. 그들은 알벤다졸이 VEGF를 감소시키고 혈관신생을 막아준다는 사실을 뒤늦게 알게 된 사람들이다.

　그래서 '다른 사람이 대장암으로 실험했다면, 나는 난소암으로 실험해 보자, 다른 결과가 나올지도 몰라.' 라는 희망을 갖고 임상시험을 시작하는 것이다.

　그러나 대장암이든 난소암이든 결론이 달라질 수 없다. 의학자들은 이러한 사실을 간과한 채 막연하게 2상 혹은 3상 임상시험 중이라는 사실만 가지고 희망을 말하고 있다.

단언컨대 구충제로는 절대 암을 치료할 수 없다. 구충제는 환자의 수명을 크게 단축시킬 뿐이다.

**▶ 의학계가 동물구충제에 집착하는 이유

의학자들은 '어떻게 하면 암을 죽일 수 있을까?' 하는 방법만을 연구해 왔다. 그들은 신생혈관을 억제시켜 암세포에 포도당이 공급되지 않도록 하면 세포가 증식하지 못해 사멸한다는 사실을 발견했다.

단백질을 VEGF(혈관내피 세포를 만드는 데 필요한 단백질)로 변환하지 못하면 혈관 생성이 억제된다. 그러면 암세포는 산소와 영양을 공급받지 못해 사멸한다. 다행히도 VEGF를 효과적으로 줄이는 약이 이미 개발된 사실을 알게 되었다. 그러한 기전을 가지고 있는 약이 바로 펜벤다졸, 알벤다졸, 이버메틱과 같은 (동물)구충제다.

구충제를 복용하면 대사 장애가 발생하여 단백질을 VEGF로 바꾸지 못한다. 그러면 혈관신생이 억제되어 포도당을 흡수하지 못해 암세포가 굶어 죽는 것이다.

이 기전은 구충제로 인해 기생충이 죽는다는 사실에서 입증된 것이다. 의학자들은 이러한 사실을 근거로 구충제야말로 대단한 항암제가 될 것으로 기대하고 있다. 그래서 너나 할 것 없이 구충제의 항암효과에 대한 논문을 발표했다.

필자가 본 대다수 논문에서는 동물실험 결과를 근거로 희망적이라고 평가했다. 일부 의사와 약사는 물론 암 전문의들마저 이러한 논문에 나타난 긍정적인 내용만 인용하며 암 환자들에게 구충제 복용을 권했다. 그러나 그들은 암세포 억제에만 초점을 맞추었을 뿐 부작용에 대하여는 거의 관심을 두지 않았다.

구충제 복용 시 주의사항을 보면 간염, 간 부전, 구토, 어지럼증 등이 나타날 수 있다고 표기되어 있다. 이러한 증상은 세포에 산소가 결핍되어 나타나는 일종의 위험신호다.

산소 부족은 암 발병의 일차적 요인이다. 그럼에도 불구하고 의학자들은 암세포를 죽이는 데에만 집착한 나머지 구충제가 발암물질이라는 사실을 간파하지 못한다. 그 결과 암 환자들이 심각한 피해를 입고 있다.

＊＊▶ 구충제 복용 후 많은 암 환자들이 사망하고 있다.

유튜브 방송이나 암 관련 카페에는 암 환자들의 자가 임상 사례가 종종 올라온다. 안타깝게도 안 핑거 씨나 김철O 씨를 비롯하여 많은 환자와 임상 유튜버들 대다수가 사망했다.

구충제 복용 후 심장이나 폐에 물이 차는 등 극심한 부작용이 나타난다. 이러한 부작용은 구충제 독성으로 인해 세포가 위험에 처해 있음을 알리는 신호다.

그러나 대다수 암 환자들은 그러한 증상을 명현반응으로 오해하여 복용을 멈추지 않았다. 스스로 암을 잘 극복하던 독자 중 구충제를 복용한 후 사망한 사례도 있다. 암 환자가 운영하는 라이브 유튜브 방송에서 현직 병원장의 병원에 부작용을 겪은 환자 600여 명이 내원했다는 사실을 소개하기도 했다. 그만큼 피해가 크게 확산하고 있다는 얘기다.

** ▶ 실험목적과 무관한 실험방법

구충제를 연구하는 의학자들은 대부분 구충제와 항암제를 혼용하여 실험한다. 두 가지 이상의 약을 동시에 사용하면 독성이 강해서 암을 더 빨리 줄일 수 있을 것으로 기대하는 것이다.

두 가지 약을 병용하면 암세포를 빨리 제거할 수 있는 것은 당연한 일이다. 하지만 그런 방법은 결코 바람직한 방법이 아니다.

그 이유는,

첫째, 두 가지 약의 독성으로 새로운 장기에서 암이 발생할 가능성이 높아진다.

둘째, 두 가지 이상의 약을 혼용하여 실험하면 어떤 약의 효과인지 알 수 없다.

▶ 구충제는 구충 목적으로만 복용하라.

암 환자는 대부분 소화력이 약하다. 그런 상태에서 기생충에 영양분을 빼앗기면 기력이 더욱 떨어진다. 기생충은 특히 간이나 위장과 같은 소화기 장기를 약하게 만들어 소화 기능을 떨어뜨린다. 기생충을 없애면 기력이 회복되어 암을 치유하는 데 일정부분 도움이 될 수 있다.

특히 생식(채소)이나 회를 자주 먹거나 혹은 반려동물을 키우는 경우는 구충제를 정기적으로 먹는 것이 좋다. 구충제는 구충 목적으로만 복용해야 하며 항암치료 목적으로 장기간 복용해서는 절대 안 된다.

▶ 논란 없는 약이 더 위험하다.

구충제처럼 사회적으로 논란이 많은 약은 효능뿐만 아니라 부작용에 대하여도 공론화되기 때문에 정보의 옳고 그름이 밝혀진다.

문제는 개개인이 여기저기서 받는 처방 약이다. 그런 약들은 문제가 수면위로 드러나지 않기 때문에 피해가 지속하여 발생할 수 있다. 실제로 자연치유라는 명분으로 처방되는 약을 복용하고 극심한 부작용을 겪거나 사망하는 사례가 적지 않다. 개개인이 겪는 부작용은 대부분 공론화되지 않기 때문에 제2, 제3의 피해자가 발생한다.

제12부. 암 환자의 산소부족 해소법

암은 만성적인 산소 부족으로 인해 발생한다. 산소 부족을 해소하면 암을 예방할 수 있을 뿐만 아니라 이미 발생한 암도 자연히 소멸하게 된다. 따라서 암을 예방 혹은 치유하려면 체내 산소부족을 해소해야 한다.

왜 산소, 산소 하는가?

◈ 필자는 암 자연치유를 말할 때마다 빼놓지 않고 산소를 언급한다. 이를 두고 "기·승·전·산소냐, 산소통을 메고 다니라는 얘기냐, 산소 발생기 회사와 연관된 것이 아니냐?"라고 의문을 갖는 사람들이 있다. 그러나 그것은 오해다. 암을 치유하는 데 있어서 산소를 빼고는 어떤 논리로도 설명할 수 없다. 암의 유일한 1차 원인은 산소부족이기 때문이다.

산소는 암 자연치유라는 목표를 향해 가는 이정표와 같다.

예를 들어보자. 육로를 통해 대전에서 평양에 가려면 반드시 자유의 다리를 거쳐야 한다. 대전에서 평양을 향해 가면서 수원 IC 부근까지 와서 원주 쪽으로 방향을 틀어 가는 사람이 있다면 잘못된 방향으로 가는 것이다. 내비게이션은 길을 잘못 들어서면 자유의 다리를 건널 수 있는 방향으로 다시 길을 안내한다. 내비게이션의 안내를 무시하면 목적지에 도달하기는커녕 목적지와는 점점 멀어진다. 암 자연치유에 있어서 산소는 대전에서 평양으로 가기 위해서 반드시 거쳐야 하는 '자유의 다리'와 같은 것이다. 그래서 암 자연치유 방법을 제시할 때마다 그 처방이 산소를 잘 공급해 주는 기전으로 작용하는지 여부를 밝히는 것이다. 산소를 잘 공급해 주는 방법이라면 바른 처방이다.

＊＊▶ 실내 산소발생기 산소와 숲속 산소의 차이

필자가 2012년 '암 산소에 답이 있다' 책을 출간한 직후 80대의 연로하신 한의사 선생님으로부터 질문을 받았다. 그분은 산소발생기의 산소와 숲속 산소의 차이가 있느냐고 물었다. 최근에도 그런 질문을 하는 독자들이 종종 있으므로 여기서 그 차이를 알아보도록 하겠다.

본질적으로 숲속의 산소와 산소발생기에서 나오는 산소는 물리적 특성이 동일하다. 다만 산소발생기로 실내 산소 농도를 높인 실내에서 생활하는 것과 숲속에서 생활하는 데에는 차이가 있다.

그것은 산소의 질의 문제가 아니고 건강에 영향을 미치는 물질이 다르기 때문이다. 실내 공간은 환경호르몬, 일산화탄소, 이산화탄소, 집먼지, 중금속 등에 오염되어 있으나, 숲속은 그러한 오염 물질이 상대적으로 적다. 그에 더하여 각종 식물이 제공하는 피톤치드, 음이온, 새소리, 물소리, 자연의 경치 등 심신을 편하게 해주는 건강 요소가 존재한다.

따라서 같은 농도의 산소라고 해도 숲속에서 생활하는 것이 암 자연치유를 하는 데 더 유익하다.

산소부족 이렇게 해소하라

◈ 건강을 위해서는 1차로 외부로부터 많은 양의 산소를 흡수하는 것이 좋다. 다음으로 흡수한 산소가 세포까지 잘 전달되어야 한다. 많은 양의 산소를 흡수하고 흡수한 산소를 세포까지 잘 전달하기 위한 방법들을 알아보자.

** ▶ 운동 혹은 등산

산소를 공급받기 위한 방법은, 일단 외부로부터 많은 양의 산소를 공급 받아야 한다. 많은 양의 산소를 공급받기 위해서는 운동이 효과적이다. 운동할 때 심호흡을 통해 많은 양의 산소를 공급받을 수 있기 때문이다. 특히 산소 농도가 높은 곳에서 운동하는 방법 즉, 등산이 최선이다.

그렇다면 등산을 열심히 하기만 하면 되는 것일까? 많은 양의 산소를 흡입할 수 있다는 이유만으로 등산을 과도하게 하는 것은 좋지 않다.

암 환자는 혈관이 막혀 있거나 좁아진 상태이므로 외부로부터 흡입한 산소가 세포까지 잘 전달되지 못한다. 조금만 걸어도 숨이 차는 것도 그 때문이다. 그 상태에서 과도한 운동을 하면 많은 산소를 사용하기 때문에 몸에 산소가 더욱 부족하여 세포는 고통을 받을 뿐만 아니라 암이 빨리 증식할 수 있다.

따라서 처음에는 강도를 아주 낮게 하여 숨이 조금 차는 범위 내에서 운동해야 한다. 경사도가 거의 없는 완만한 평지를 걷고 폐활량이 증가함에 따라 점차 운동 강도를 조금씩 높여야 한다.

몸 상태는 자신이 가장 정확하게 알 수 있으므로 스스로 판단하고 조절하는 것이 좋다.

▶ **자기 전에 가벼운 산책을 하라.

낮에는 움직임이 활발하여 산소 공급량이 많지만, 잠을 자는 동안에는 심호흡을 하지 않으므로 체내 산소 공급량이 줄어든다.

암 환자는 특히 잠을 자는 동안에 산소의 양이 줄어들지 않게 해야 한다. 이를 위해 잠자리에 들기 전 가벼운 산책 등으로 체내에 산소를 공급해서 산소부족 시간이 길어지지 않도록 하면 도움이 된다.

▶ **잠자기 전, 기상 후에는 반드시 환기하라.

창문을 닫은 상태에서 잠을 자면 실내 산소농도는 1시간에 약 1,000ppm 정도 떨어진다. 숨 쉬는 동안 이산화탄소가 발생하기 때문이다. 잠을 자는 동안 환기하는 것이 어렵다면, 자기 전에 5분

정도 실내 공기를 환기해 주는 것도 좋다. 그리고 아침에 일어나면 곧바로 환기하여 실내 산소농도를 높여 주어야 한다. 불가피한 경우가 아니라면 산소농도가 떨어지지 않게 창문을 조금씩 열어 놓는 것도 좋다.

미세먼지가 심해 창문을 열기 곤란하다면 두세 시간마다 한 번씩 5분가량 환기하고 창문을 통해 유입된 미세먼지를 공기청정기로 제거하는 것이 좋다. 산소발생기가 있다면 굳이 환기하지 않아도 무방하다.

▶ 아침 일찍 몸을 움직이는 것이 좋다.

밀폐된 공간에서 잠을 자는 동안에는 실내 산소 농도가 낮아진다. 그에 더하여 수면 중에는 심호흡을 하지 않으므로 체내 산소 공급량이 부족해진다. 잠을 자다가 근육 경련이 일어나는 것도 그 때문이다.

아침에 일어나서 가장 먼저 환기를 하고 산책이나 가벼운 운동을 하면 잠자는 동안 부족해진 산소를 공급할 수 있다.

▶ 수시로 스트레칭을 하라.

암 환자는 혈관이 막히거나 경직되어 있을 뿐만 아니라 혈액의 뭉침 현상으로 인해 외부로부터 공급받은 산소가 잘 소통되지 않는다. 따라서 스트레칭을 하면 근육은 물론 혈관이 이완되어 외부로부터 공급받은 산소를 세포까지 원활하게 전달할 수 있게 된다.

특히 요가 동작은 평소 사용하지 않던 근육을 풀어 주는 데 도움 된다. 잠자기 전에 요가 운동을 하면 세포에 산소가 잘 전달되므로 통증 해소 및 숙면에 도움이 된다.

**▶ 족욕 혹은 반신욕

족욕이나 반신욕을 하면 체온이 높아질 뿐만 아니라 모세혈관이 이완되어 혈액순환에 도움이 된다. 혈액순환이 잘되면 세포에 충분한 산소를 공급할 수 있다. 따라서 취침 전 족욕이나 반신욕을 하면 잠을 자는 동안 산소가 부족해지는 것을 예방할 수 있다.

**▶ 열성 식품 차 마시기

식품에는 냉성 식품과 열성 식품이 있다. 냉성 식품을 섭취하면 체온이 낮아지고, 열성 식품을 섭취하면 체온이 높아진다.

체온이 높아진다는 것은 혈액순환이 잘 된다는 의미다. 따라서 열성 식품인 생강차나 우엉차, 도라지차를 섭취하는 것이 좋다. 몸을 따뜻하게 하는 차를 매일 한두 잔씩 마시면 혈관이 확장되어 세포에 더욱 많은 양의 산소를 공급할 수 있을 뿐만 아니라 산소가 부족해지는 것을 일정부분 예방할 수 있다.

**▶ 마늘 백숙, 황기 백숙 혹은 엄나무 백숙

흔히 닭을 양기를 북돋는 식품이라고 부르는데, 실제로 살아있는 닭을 만져보면 체온이 상당히 높다. 옻나무, 마늘, 황기, 도라지, 엄나무 등을 달여서 우려낸 물로 만든 닭백숙을 섭취하면 혈액순환이 좋아진다. 혈액순환이 원활하면 세포에 많은 양의 산소가 공급된다.

성장촉진제나 항생제를 투여하지 않고 자연에서 방목하여 기른 닭이어야 한다. 성장촉진제나 항생제는 1급 발암 물질인 환경호르몬이기 때문이다.

**▶ 알칼리성 식품 및 항산화 식품

식품은 산성식품과 알칼리성식품으로 나뉜다. 주식으로 섭취하는 탄수화물·지방·단백질은 산성식품에 해당하고, 미네랄이 들어있는 채소류는 알칼리성 식품이다.

산성식품 위주로 섭취하면 혈관 및 혈액이 산성화된다. 그러므로 미네랄이 풍부한 채소류를 충분히 섭취하면 산성화를 예방할 수 있다.

산성화된 혈관 및 혈액을 환원하기 위해서는 항산화 성분을 섭취하는 것이 좋다. 항산화 성분은 주로 채소나 제철 과일류에 많이 들어 있다. 이때 제초제를 사용하지 않은 토양에서 생산한 것이 가장 좋다. 제초제를 사용한 토양과 제초제를 사용하지 않은 토양에서 생산한 과일이나 채소는 맛도 전혀 다르다. 맛이 다르다는 것은 식물 속 유효성분에 차이가 있음을 의미한다.

이처럼 외부로부터 많은 양의 산소를 공급 받고 공급받은 산소를 세포까지 잘 전달할 수 있게 하면 암의 원인이 제거되는 것이므로 암을 자연치유 하는 데 도움이 된다.

다만 이러한 방법은 단기간에 효과를 볼 수 있는 것은 아니다. 생활 습관을 바꾸어 꾸준히 실천해야 원하는 효과를 얻을 수 있을 뿐만 아니라 다른 암이 발병하는 것도 막을 수 있다.

　인간의 장기 중 중요하지 않은 장기는 없다. 특히 갑상선은 인체의 신진대사를 주관하는 기관으로 절대 없어서는 안 되는 장기다. 어떠한 이유로 인해 갑상선 기능이 떨어졌거나 암이 발병했다고 해도 원래의 상태로 회복하기 위한 노력을 해야 한다.

　많은 경우 자신도 모르는 사이에 자연 소멸하는 것이 암이다. 우리 몸은 병이 생겼다가도 자연 회복되는 것처럼 세포 역시 원상태로 회복할 수 있다. 그럼에도 불구하고 병원에선 곧바로 수술을 권한다. 영리 추구가 목적인 병원 입장에선 그럴 수밖에 없을 것이다.

　갑상선암은 다른 장기로 전이하지 않을 뿐만 아니라 대부분 그 자체로는 삶에 별다른 영향을 주지 않는다. 수술받지 않고도 건강하게 살 수 있을 뿐만 아니라 스스로 자연 치유할 수 있다.

　만약 갑상선암 확진을 받고 수술을 고려하고 있다면 일단 갑상선 수술을 유보하고 갑상선 기능을 회복시키기 위한 노력을 하는 것이 좋다. 상황이 악화하여 문제가 되는 경우에만 수술받아도 전혀 늦지 않다.

이 책을 정독한 후에도 시간이 지나면 암을 제거하지 않아 불안할 수도 있을 것이다. 그때마다 제1부의 **갑상선암 수술 여부에 따른 삶의 질** 내용을 거듭 보기를 바란다.

갑상선 수술 후 호르몬제를 복용하고 있는 환자라도 갑상선암을 유발한 원인을 찾아 없애는 노력을 해야 한다. 그렇지 않을 경우 다른 장기에서 암이 발병할 수 있다.

이 책에서 제시하는 방법을 통해 무엇을 어떻게 해야 하는지 알았을 것이라 믿는다. 이 책을 통해 소중한 갑상선을 지키고 또 암 재발을 막는 데 조금이나마 도움이 되었기를 바란다.

저자 윤태호

윤태호 저자의 또 다른 책

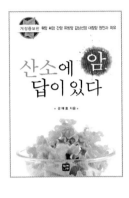

이 책은 암이 발병하는 근본 원인을 논리와 실험과 사례로 규명하고 암이 재발하지 않는 근본적 자연치유법을 제시한다. 일상생활에서 암을 유발하는 요인과 예방하는 방법을 분석하고 제시했다. 이를 통해 환자 스스로 암 발병 원인을 찾아 제거하고 자신의 기호와 형편에 따라 자연 치유하는 방법을 선택하여 실천할 수 있도록 하였다.

특히 수술과 항암제 처방의 근거인 암 전이설, 무한증식설, 유전설의 실체가 없음을 밝혔다. 암에 대한 막연한 두려움과 극약처방을 피할 수 있는 지식을 담고 있다.

이 책은 전체적으로 하나의 논리로 구성되어 있다. 부분적으로 보면 기존 학설과 충돌하여 많은 의문이 들 것이다. 그러나 이 책에는 그러한 모든 의문에 대한 답이 들어 있다.

암을 제거하던 기존 방향에서 암세포를 살리는 방향으로 치료해야 암을 정복할 수 있다는 새로운 암 치료의 모델을 제시하였다. 또 암의 본질을 이해하여 스스로 암 발병 원인을 진단하고 자가 치유할 수 있는 방법을 안내한다. 암 환자라면 '암 걸을 힘만 있으면 극복할 수 있다' 책과 함께 읽어야 할 필독서다.

윤태호 저자의 또 다른 책

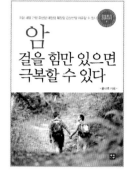

전 세계에서 암으로 사망하는 사람은 1년에 약 700만 명에 달한다. 그로 인해 암이 가장 무서운 병으로 인식되어 있다. 그러나 암 환자가 죽는 실제 이유는 암 때문이 아니다. 암에 대한 두려움과 극약 처방으로 인해 사망하는 것이다.

암에 대한 편견을 버리면 누구나 스스로 극복할 수 있다. 4기 혹은 말기와 같은 위중한 암을 극복한 사례는 수를 헤아릴 수 없을 정도로 많다. 저자는 몸에서 암이 없어졌거나 그대로 있더라도 생존하는 사람은 이유가 있으며, 그 이유를 알면 암을 정상 세포로 돌릴 수 있다고 설명한다.

다만 항암제와 같은 극약 처방을 피하고 정상 세포를 건강하게 바꾸는 방향으로 치유하면 암을 극복할 수 있다고 말한다. 특히, 암을 치유하는 식약재 선택법, 호전반응 판단법 등 환자나 가족 스스로 암 자연치유 방법을 선택하고 실천할 수 있는 방법을 제시했다. '암 산소에 답이 있다' 책과 함께 읽어야 할 암 환자 필독서다.

윤태호 저자의 또 다른 책

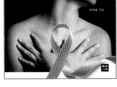

유방암은 본질에서 위험한 병이 아니다. 소화에 영향을 주는 장기가 아닐 뿐만 아니라 뇌 산소 공급에 영향을 주는 장기도 아니기 때문이다. 그럼에도 불구하고 많은 유방암 환자가 사망한다. 그 이유는 항암제를 사용하기 때문이다.

의사들은 유방암을 전이하는 것으로 오해하여 수술 후 곧바로 항암제를 처방한다. 항암제를 받으면 많은 경우 2~3년 내에 간, 골수, 폐 등에서 암이 발병한다. 그뿐 아니라 여성호르몬차단제를 처방한다. 여성호르몬 차단제를 복용하면 모든 장기에서 암 발병 가능성이 높아질 뿐만 아니라 노화가 급속도로 진행된다. 유방암 환자는 갑상선암 환자보다 100배 이상 사망한다. 갑상선암 환자에게는 항암제를 사용하지 않지만, 유방암 환자에게는 항암제를 사용하기 때문이다.

유방암 진단 후 최초의 선택이 운명을 좌우한다. 일단 수술 받고나면 항암제를 거부하기 어렵고 결국 빠져나오지 못할 깊은 수렁으로 빠져드는 것이다. 이 책에서 밝힌 유방암의 발병 원인을 바르게 알고 치유법을 적용하면 수술이나 항암제를 사용하지 않고 유방암을 극복할 수 있다. 유방암 진단을 받고 수술이나 항암제 처방을 앞두고 있거나 이미 항암제를 몇 차례 받은 환자에게도 이 책을 적극 추천한다.

윤태호 저자의 또 다른 책

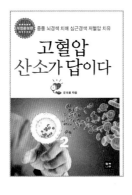

고혈압은 자칫 뇌혈관이 터져 위험에 이를 수 있는 무서운 병이다. 따라서 반드시 치료해야 하는 질병이다. 혈압은 세포에 혈액을 공급하기 위해 심장이 힘을 가할 때 혈관에 미치는 압력이다. 정상 혈압만으로는 충분한 산소를 공급할 수 없을 때 부족한 산소를 더 공급하려고 나타나는 현상이 고혈압이다. 현대 의학의 고혈압 치료법은 심장의 힘을 약화하거나 물을 강제로 배출시키는 방법이다. 따라서 혈압약을 복용하면 운동 능력 저하, 빈혈, 발기부전, 심장병, 암 등의 심각한 부작용을 동반한다. 고혈압에 대한 본질적 이해가 부족한 의사 중에는 혈압약 부작용 논란에 편승하여 '고혈압은 병이 아니다, 방치하라'고 주장하는데 그것은 매우 위험한 처방이다. 고혈압은 산소 부족을 알리는 위험 신호이므로 반드시 치유해야 한다.

이 책은 고혈압의 원인과 치유의 원리를 사상 최초로 밝힌 책이며 저혈압, 심근경색, 뇌경색, 치매는 물론 혈압과 관련된 모든 질병의 본질을 다루었다. 또 이제껏 혈압과 관련하여 의학계가 오해하는 내용 전반을 본질적으로 다루었다. 책에서 제시하는 방법을 이해하면 누구라도 약 없이 고혈압에서 자유로워질 수 있다.

윤태호 저자의 또 다른 책

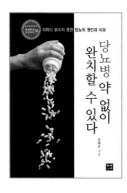

이 책은 당뇨의 근본 원인과 치유법을 의학사상 최초로 규명한 책이다. 2형, 1.5형, 1형 당뇨 등 유형별 원인과 근본적인 치유법을 구체적으로 제시하였다.

우리나라 당뇨 확진자 중 85%에 달하는 425만 명은 당뇨병이 아니라는 사실을 생리학적으로 밝혔다. 그들은 췌장이 정상이다. 단지 혈당을 제대로 소비하지 않아 일시적으로 혈당이 높거나 인슐린을 제대로 활용하지 못할 뿐이다. 따라서 약을 처방할 것이 아니고 생활습관을 바꾸어서 혈당을 낮추고 인슐린을 제대로 활용할 수 있도록 해야 한다.

2형 당뇨에 당뇨약을 처방하면 소화 장기의 기능이 떨어져 소화불량, 식욕부진, 메스꺼움, 위장 장애, 복부 팽만감, 저혈당, 심부전, 간부전 등의 부작용을 초래한다.

1형 혹은 1.5형 당뇨는 췌장 기능이 떨어졌거나 파괴된 것이므로 그에 대한 근본 원인치유를 통해 회복이 가능하다.

이제껏 전 세계 의학계가 내놓은 그 어떤 당뇨 치료법과는 비교를 허락하지 않는 책으로 당뇨 환자는 물론 당뇨 학회, 한의학계 및 대체의학계, 통합의학계에도 적극적으로 추천한다.

윤태호 저자의 또 다른 책

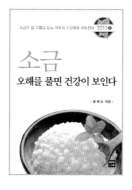

현대 의학은 소금이 고혈압을 비롯한 각종 질병을 일으킨다고 주장한다. 하지만 그것은 일방적인 주장으로 의학적 근거가 전혀 없다. 대부분 기전이 없고 왜곡된 실험을 비판 없이 인용하고 있다. 소금은 고혈압을 비롯한 각종 성인병 예방에 필요할 뿐만 아니라 산소와 물 못지않게 매우 중요한 식품이다. 또한 강력한 살균력과 중금속 흡착력 및 지방분해 능력으로 암·당뇨병·심장병·아토피 등 성인병 예방에 필요하다. 소금은 물 섭취량과 보유량을 좌우하므로 '생명의 근원의 근원'이라 할 수 있을 만큼 중요하다. 전 세계 장수국가에서는 상대적으로 많은 양의 소금을 섭취한다. 김치와 된장이 전 세계 장수식품 혹은 항암 식품으로 인정받은 것도 바로 소금의 효과다.

이 책은 소금의 인체 역할, 소금 속 미네랄의 오해, 소금의 질병 예방 효과, 소금의 사용 방법, 그리고 양질의 소금을 선택하는 방법까지 그동안 학계가 다루기를 주저하던 부분까지 과학정보의 요건에 근거하여 세세하게 다루었다. 그동안 이유를 알지 못한 채 저염식으로 건강을 잃은 사람들에게 신선한 충격과 함께 새로운 희소식이 될 것이다.

특히 소금에 대한 오해와 편견을 갖고 있으면 고혈압·암·당뇨를 치료하기 매우 어렵다. 성인병이 있는 사람이나 식단을 책임지고 있는 사람의 필독서다.

윤태호 저자의 또 다른 책

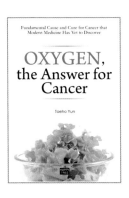

To cure cancer, you need to understand the cause and the fundamental cure!

In Oxygen, the Answer for Cancer, Yun describes what cancer is, how it develops and how it is to be cured. Many people commonly think of stress, smoking, oxygen radicals, chemicals, radiation or heavy metals when it comes to the cause of cancer. But this book specifically relates these factors to the direct cause of cancer, which is oxygen deficiency. Also, he introduces some curing ways to cancer, which is to resolve oxygen deficiency by consuming anticancer food like green tea, garlic, and ginseng.

Yun also analyzes how everyday habits can cause or prevent cancer. He disproves commonly-mistaken theories of endless proliferation, inheritance, and spread of cancer cells with logic, experiments and examples. Not only that, he proves the danger of early discovery of cancer, and challenges the modern science with his idea that cancer cells can turn into normal cells. He proposes a new model of cancer cure that protects cancer cells, instead of killing them.

윤태호 저자의 또 다른 책

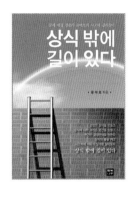

상식은 겉으로 나타난 현상에 대한 일반적 판단을 하는 척도라 할 수 있다. 상식이 풍부하면 냉장고에 음식을 만들 재료가 다양하게 있는 것과 같다. 하지만 냉장고에 아무리 좋은 식재료가 있어도 활용방법을 모르면 좋은 음식을 만들 수 없다.

마찬가지로 자신의 두뇌에 들어있는 정보를 필요할 때 활용하려면 고정관념을 깨뜨려야 한다. 고정관념은 반복적인 경험으로 인해 발생한다. 고정관념을 깨려면 자신이 과거 경험한 일반적인 현상 이외의 예외적이고도 다양한 경험을 해야 한다.

이 책은 이론을 다룬 책이 아니다. 하나의 상황 현상에 대하여 일반적이지 않은 예외적인 상황을 경험하게 하여 고정관념을 깨고 사고의 유연성을 발휘할 수 있도록 구성되어 있다. 어떠한 문제를 만났을 때 고정관념을 벗고 때로는 용이하게 때로는 독창적으로 문제를 해결할 수 있는 방법을 알려주는 책이다.

갑상선암 왜 이걸 몰랐을까?